Else Müller · Träumen auf der Mondschaukel

Else Müller

Träumen auf der Mondschaukel

Autogenes Training mit Märchen
und Gute-Nacht-Geschichten
Mit Illustrationen
von Alice Meister

Kösel

9. Auflage 1996, 79. - 88. Tausend

ISBN 3-466-30350-8
© 1993 by Kösel-Verlag GmbH & Co., München
Printed in Germany. Alle Rechte vorbehalten
Druck und Bindung: Kösel, Kempten
Umschlag: Alice Meister, Frankfurt a. M.

9 10 11 · 99 98 97 96

Inhalt

Vorwort

In meiner Arbeit als Pädagogin und Therapeutin, auch als Mutter zweier heute erwachsener Töchter, ist mir die Bedeutung und Wirksamkeit der Phantasie und Märchen mit den Jahren immer bewußter geworden.

Auch in meinen unterschiedlichen Seminaren und Kursen bestätigt sich, daß Kinder und Erwachsene intensiv und berührt auf Phantasiereisen, Meditation und Märchen (mit Autogenem Training) reagieren. Die Beschreibung ihrer Erlebnisse, der Bilder in ihren Köpfen und ihrer Seele sind regenbogengleich bunt, leuchtend und sehr beeindruckend. Die oft nach den Märchen und Meditationen mit bunten Stiften gemalten Bilder sind »phantastisch«. Sie überraschten die Malenden, die von sich annahmen, nie im Leben malen zu können.

Diese vielfältigen Erfahrungen und Möglichkeiten der Selbsterfahrung und Weiterentwicklung möchte ich in meinen Büchern an Kinder, Eltern, ErzieherInnen, PädagogInnen und PsychologInnen in Kindergärten, Schulen und anderen Institutionen weitergeben.

Die hohen Auflagen meiner Bücher, deren Schwerpunkte ebenfalls Phantasie, Entspannung und Meditation sind, zeigen das Bedürfnis nach einem Gegengewicht zu unserer rationalen Welt, nach Ruhe, Entspannung und Erholung.

Abzuschalten, in bunte Träume zu versinken, auf dem Flügel der Phantasie in eine unbegrenzte Welt zu fliegen und Transzendenz zu erleben, sind »heilsame« Wege für die Seele. Dies alles hilft Streß abzubauen, für eine Weile die rauhe Wirklichkeit auszuschalten und einzutauchen in eine umfassende Ruhe. *Träumen auf der Mond-*

schaukel möchte Kinder und alle Junggebliebenen herzlich dazu einladen.

Ein Märchenbuch mit so poetischen und entspannenden Geschichten wie in der *Mondschaukel*, wird durch die aufgenommenen Bilder erst richtig abgerundet. Selten hat eine Autorin das Glück, ihre Ideen so nahezu vollkommen umgesetzt zu sehen. Mein pädagogisch-therapeutischer Anspruch zielte zwar zunächst darauf ab, ganz abstrakte Farb- und Formkompositionen beizufügen, um die »inneren« Bilder des Kindes mehr assoziativ fließen zu lassen. Inzwischen bin ich aber von der »zauberhaften« Umsetzung meiner Märchen von Alice Meister ganz begeistert. Sie hat die Märchen meditativ auf sich wirken lassen und sie dann phantasieanregend umgesetzt. Inhalt, Form und Farben der Bilder sind deshalb nicht nur Ergänzung zu den Märchen, sondern sie werden ihre eigenständige Wirkung entfalten.

Einleitung

Das Buch richtet sich an Kinder ab etwa vier Jahre. Nach oben hin besteht keine Altersbeschränkung.

In den Handlungsverlauf der Märchen in der *Mondschaukel* sind Formeln und Übungen des Autogenen Trainings nahtlos eingebunden. Die Ruhe-, Schwere- und Wärmeübungen des Autogenen Trainings, Atemberuhigungen, Affirmationen und Formeln zur Stärkung des Selbstvertrauens gehören wie selbstverständlich zu dem Geschehen der Märchen. Das Autogene Training ist nach Professor J.H. Schultz »klassisch« strukturiert und aufgebaut. Es ist logisch in den Handlungsverlauf einbezogen.

Die Märchen in der *Mondschaukel* bieten umfassende Ent-Spannung und Erholung. Durch ihre beruhigende Wirkung wird das vegetative Nervensystem unmittelbar angesprochen und entlastet. Aber auch auf psycho-somatische (seelisch-körperliche) Störungen oder Fehlregulationen wirken die Märchen positiv. Der gesamte Organismus kann sich erholen, regenerieren. Das Atemgeschehen wird normalisiert und der Tonus (Spannung) gesenkt. Das wirkt sich längerfristig auf das Immun- und Abwehrsystem aus, das durch anhaltenden Streß geschwächt wird. Die beste Voraussetzung einer erfolgreichen Krankheitsprophylaxe (Vorbeugung) ist die Aktivierung der Selbstheilungskräfte.

Die Märchen in der *Mondschaukel* bieten altersgemäße Unterhaltung ohne spektakuläre Inhalte. Die Spannungsbögen werden immer wieder aufgelöst – eine wichtige Voraussetzung auch für wirksame Gute-Nacht-Geschichten.

Die Märchen unterhalten kindgemäß durch ihre phantasieanregende Sprache. Diese bilderreiche Sprache, durch klassische Märchen inspiriert, *bewegt* die eigene, kindliche Phantasie. Die Sprache ist Transfer für Imagination und Visualisierung und erleichtert die *Einverleibung* der therapeutischen Impulse des Autogenen Trainings.

Die Märchen in der *Mondschaukel* sind ein Gegengewicht zu der Flut von Außenbildern, insbesondere durch die der Medien. Durch die Märchen werden Innenbilder reaktiviert. Das Kind wird durch die Anregung seiner eigenen, inneren Bilder subjektiv, damit auch handlungsfähig, in das Geschehen der Märchen einbezogen. Insofern sind die Märchen in der *Mondschaukel* auch Hilfen zur Selbsthilfe, Hilfen zur Bewältigung des Alltags.

Die therapeutische Wirkung des Autogenen Trainings erlebt das Kind durch die Identifikation mit der Hauptperson des Märchens am eigenen Leibe mit. Das Kind wird affirmativ aufgefordert, mit der Hauptperson zusammen die Ruhe, Schwere, Atemberuhigung und Entspannung zu fühlen. Meine praktischen Erfahrungen mit Kindern und auch Erwachsenen haben gezeigt, wie wirksam diese Märchen sind.

Die in allen Geschichten eingebaute Ermunterung »Fühl mal, wie schwer, warm, ruhig etc.« hat eine suggestive Wirkung, die aber nicht entmündigt. In einigen Märchen wird das Kind zur Hauptperson. Es kann die innere und äußere Gestalt des Märchens weiterentwickeln. Die Aufforderung »Schau mal, wie es aussieht, schau dir alles in Ruhe genau an« sensibilisiert die sinnliche Wahrnehmung. Das Kind kann eigene Wünsche einer Selbst-Gestaltung und Selbstverwirklichung einbringen und umsetzen.

Dieser kreative Akt ist ein Gegengewicht zu dem Konsum fremdbestimmter Außenbilder und Medienphantasien, zu der *Einwegkommunikation* mit den Medien. Diese beinhalten die Gefahr einer Verkümmerung der eigenen Phantasie und führen zu Vereinsamung, zu einer Isolation des Kindes. Es ist eine Scheinwelt, die das Kind durch Knopfdruck wechseln und damit beherrschen kann. Die Märchen in der *Mondschaukel* regen den inneren Bilderfluß an. Er ist ein wichtiger Anteil der Psychohygiene.

Die Märchen unterscheiden sich in Form und Inhalt. Es gibt poetische, phantastische Märchen, andere sind mehr wirklichkeitsbezogen. Die Natur spielt eine große Rolle. Tiere sind häufig die Hauptperson, die Helden der Geschichte. Es gibt aber auch Märchen, die in fremden Ländern und Kulturen spielen. Informationen über diese werden ohne pädagogischen Zeigefinger vermittelt. Und manche Märchen sind vor allem meditativ. Alle sind jedoch nur *Angebote*, keine *Gebote*.

Die eigene Phantasie des Kindes wird während des Vorlesens eigene Wege gehen und hat immer Vorrang. Manches Märchen nimmt in der Phantasie des Kindes einen ganz neuen Verlauf. Wiederholtes Vorlesen einer gleichen Geschichte, vielleicht der Lieblingsgeschichte, führt zu einem Wiedererkennungseffekt, der therapeutisch wirken kann.

Die Übungen des Autogenen Trainings werden konditioniert und verinnerlicht. Sie wirken mit der Zeit wie ein Code, der seelisch verankert, jederzeit abrufbar ist. Diese Wirkung, auf ihr beruht das Autogene Training, ist das Prinzip der *Ideomotorik*. Das heißt: »Ein Bild, eine Formel wird zur Vorstellung, diese wird zum Gefühl und führt zum gewünschten Erfolg.«

Während des Vorlesens wird das Kind ruhig, es kann sich entspannen und erholen. Es fühlt die Schwere und Wärme seines Körpers, seinen ruhigen Atem, es vertraut auf seine eigene Kraft. So gewinnt es größeres Selbst-Vertrauen und mehr Selbst-Sicherheit. Der Erfolg der Hauptperson des Märchens wird durch seine Identifizierung als eigener erlebt. Wie die Erfahrung zeigt, entspannt sich zur gleichen Zeit auch der Vorlesende.

Das Kind beherrscht mit einiger Übung das Autogene Training, auch ohne daß ihm vorgelesen wird. Es übt in seiner Phantasie zusammen mit der Hauptperson eines Märchens die Ruhe, Schwere, Wärme etc. und fühlt dies dann am eigenen Leibe. So wird das Kind autonom, kann sich jederzeit und überall ohne fremde Hilfe entspannen, beruhigen und erholen.

Die Märchen der Mondschaukel bieten eine breite Palette pädagogisch-therapeutischer Möglichkeiten.

Märchen mit Autogenem Training sind lustvolle, »phantastische« Wege zu einem entspannteren, streßfreieren und damit gesünderen Leben.

Autogenes Training

Das Autogene Training ist heute ein anerkanntes, eigenständiges psychotherapeutisches Verfahren. Sein allgemeiner Bekanntheitsgrad ist nicht zuletzt auch durch entsprechende Gesundheitsmagazine in den Medien gestiegen. Autogenes Training ist eine wirkungsvolle Prophylaxe (Krankheitsvorbeugung), Psychohygiene (Seelengesundheitspflege) und Therapie (Heilbehandlung).

Unter erfahrener Leitung erlernt, ist das Autogene Training im Alltag, in Streß- und Konfliktsituationen eine wirkungsvolle Hilfe. Es ist eine umfassende Methode der Selbstentspannung und -beruhigung. Es ist ein auto-suggestives (aus dem Selbst heraus wirkendes) Verfahren, das nahezu von jedem Menschen, unabhängig von Geschlecht, sozialer Stellung oder Alter gelernt werden kann. Es ist heute eine unentbehrliche Hilfe für Streßabbau und dient damit der Verhinderung vielfältiger Störungen und Krankheiten und einem vorzeitigen Verschleiß.

Das Autogene Training wurde von Professor J.H. Schultz (1884-1970) aus seiner medizinischen Erfahrung mit der Hypnose und fernöstlichen Meditationsmethoden entwickelt und in seinem umfassenden Werk *Das autogene Training. Konzentrative Selbstentspannung – Versuch einer klinischen Darstellung* niedergelegt.

Nach einer Hypnose berichteten Patienten Professor Schultz, wie ruhig und entspannt sie sich fühlten, wie angenehm schwer und warm ihre Glieder waren. Sie fühlten sich körperlich und seelisch wohl. Diese Erfahrung nutzte Schultz zu der Entwicklung eines pragmatischen Verfahrens, einer Methode, die gezielt und bewußt, zu jeder Zeit, an jedem Ort anzuwenden war und diese wohltuenden Zustände herbeiführen konnte. Dies geschieht durch die Lenkung geistiger Sammlung und Konzentration auf das körperlich-seelische Geschehen. Der Körper wird als ein (wesentlicher) Teil des Selbst intensiver und bewußter wahrgenommen und gefühlt.

Mit Hilfe von Formeln wird über die Auto-Suggestion ein Zustand der Schwere in den angesprochenen Gliedmaßen erlebt, der die angestrebte Ent-Spannung signalisiert. Die sogenannten Wärmeerlebnisse, also die Wärmegefühle in den angesprochenen Körperteilen, werden ebenfalls mit Hilfe von Formeln erzielt. Durch die Ent-Spannung der Gefäßmuskulatur erweitern sich die Gefäße und werden besser durchblutet. Auf diese Weise wird das vegetative Nervensystem unmittelbar positiv beeinflußt. Es sendet nun wieder die »richtigen« Signale an die Organe und hebt Fehlfunktionen auf. Das war bis dahin in der Medizin nur mit Hilfe von Medikamenten möglich. Lange Zeit wurde deshalb die Wirksamkeit des Autogenen Trainings auch von Kollegen angezweifelt.

Körper und Seele stehen in ständiger Wechselwirkung. Jede seelische Belastung und jede Form von Streß wirkt sich im körperlichen Geschehen aus. Ist die innere Balance, die Homöostase gestört, haben Krankheiten leichtes Spiel. Die meisten Krankheiten und Störungen kann man deshalb als psycho-somatisch bezeichnen. Dauerstreß schwächt das körpereigene Immun- und Abwehrsystem. Viele Erkrankungen weisen keine organischen Ursachen auf, sie werden »vegetative Dystonie« genannt. Deshalb muß jede medikamentöse Behandlung unbefriedigend bleiben. Sie kann im besten Falle nur kurzfristig helfen, selten heilen. Einer wirksamen Therapie muß immer eine umfassende, ganzheitliche, auch psychosoziale Diagnose vorausgehen. Ein Umstand, dem die alltägliche Arztpraxis leider noch viel zu selten Rechnung trägt.

Aber auch das Autogene Training muß in seiner Wirkung ungenügend bleiben, wenn die Ursachen einer Störung oder Erkrankung nicht erkannt und auf Dauer nicht beseitigt werden. Der »Stressor« muß erkannt und aufgelöst werden. Das setzt ein Gesundheitsbewußtsein voraus, ein Wissen um die Eigenverantwortlichkeit von Gesundheit. Gesundheit meint nicht nur das Fehlen von Krankheiten, es ist ein Zustand von Lebendigsein, das Fühlen der eigenen Lebenskraft und -energie.

Kinder lernen Autogenes Training in der Regel leicht und schnell. Ein regelmäßiges Üben ist allerdings auch hier nötig, ein Faktor, der bei kleineren Kindern nicht immer leicht zu erfüllen ist. Sie spüren noch keinen Leidensdruck, der es ihnen bewußt macht, daß sie dagegen etwas tun können. Aber auch Kinder sind von der alltäglichen Hektik unserer Zeit nicht ausgeschlossen, auch sie kennen Streß. Ihr Leben ist wirklich nicht »kinderleicht«. Ich beobachte in meinen Kinder- und Jugendgruppen immer wieder, wie sehr sie Ruhe und Entspannung genießen. Sie versenken sich oft so sehr in die Märchen und Phantasiereisen, daß sie nach Beendigung nur unwillig wieder in den ganz gewöhnlichen Alltag zurückkommen. Dieser umfassende Ruhezustand, der durch das Autogene Training hergestellt wird, ist sonst meist nur im Schlaf zu erleben. Doch selbst dieser hat oft nicht mehr die Qualität, die zur Erholung und Regeneration nötig ist. Die Tiefschlafphasen sind bei Streß selten häufig und tief genug. Das zeigt sich auch darin, daß sich Menschen, trotz quantitativ ausreichender Nachtruhe, morgens wie zerschlagen fühlen. Ihr Tonus (Spannung) hat sich auch im Schlaf nicht wesentlich gesenkt. Untersuchungen der modernen Schlafforschung konnten stärkere Muskelverspannungen am Morgen nachweisen. Das Autogene Training führt jedoch wieder zu einem erholsamen Nachtschlaf und Schlafstörungen bei Kindern verschwinden, wenn Eltern oder andere Bezugspersonen vor dem Einschlafen eine Geschichte oder ein Märchen vorlesen.

Autogenes Training ist eine große Hilfe zu mehr Ruhe und Gelassenheit im Alltag.

Mit Hilfe des Autogenen Training kann es Kindern aber auch gelingen, sich ein Schutzpolster zu schaffen, so daß Probleme, Belastungen und Ängste nicht mehr so tief unter die Haut gehen.

Autogenes Training als Hilfe gegen Schulstreß

Ohne hier auf die tieferen Gründe von Schulstreß eingehen zu können (vergleiche dazu mein Buch *Hilfe gegen Schulstreß*), möchte ich kurz einige Hilfen aufzeigen. Zu den häufigsten Schulängsten gehört die Angst vor Klassenarbeiten und sich vor einer Klasse mündlich zu äußern. Hier wird Autogenes Training zu einer Hilfe zur Selbsthilfe.

Durch Ruheformeln wird der Streß unmittelbar positiv beeinflußt und autosuggestiv abgebaut. Solche Übungen können von anderen unbemerkt in der Klasse vorgenommen werden. Sie werden nur *gedacht* und damit *einverleibt*. Mit einigen Atemübungen, die in den Märchen angeboten werden, kann sich das Schulkind vor einer Arbeit oder Aufgabe autonom zur Ruhe bringen.

Bewußtes, ruhiges Atmen wirkt unmittelbar positiv auf das vegetative Nervensystem.

Die angespannten Nerven ent-spannen sich.

Durch Autogenes Training lernen Kinder, sich besser zu konzentrieren und sich nicht mehr so leicht ablenken zu lassen. Sie können sich besser auf *eine* Aufgabe konzentrieren, Nebengedanken werden ausgeschlossen.

Streß bedeutet immer einen hohen Energieverlust. Autogenes Training baut körpereigene Energien wieder auf.

Wie funktioniert das Autogene Training?

Durch regelmäßiges Üben lernt der Mensch seinen Körper sensibler wahrzunehmen, zu beobachten und zu beeinflussen. Er lernt seine verspannte Muskulatur und seine angespannte Seele zu entspannen und damit zu entlasten.

Durch Schwereformeln wird im jeweils angesprochenen Körperteil ein Schweregefühl erlebt. Entspannte Muskeln werden immer als schwer gefühlt.

Mit Wärmeformeln wird die feine Gefäßmuskulatur beeinflußt. Durch Entspannung werden Gefäße erweitert und die Durchblutung gefördert. Das zeigt sich im sogenannten Wärmeerlebnis des jeweils angesprochenen Körperteils. Bei einiger Übung strömt angenehme Wärme wie ein (Energie-)Strom durch den ganzen Körper.

Ein entspannter Mensch verfügt über einen gut funktionierenden Blutkreislauf. Seine Hände und Füße sind warm. Ein verspannter Mensch fröstelt leicht und klagt über kalte Hände und Füße.

Das Autogene Training beginnt und endet immer mit einer Ruheformel, der Einstimmung. Das vegetative Nervensystem reagiert unmittelbar auf das Autogene Training und kann somit die »richtigen Befehle« an die Organe weiterleiten. Der gesamte Organismus wird entlastet, er kann sich erholen und regenerieren. Die autosuggestiven Übungen führen zu objektivierbaren Veränderungen physischer und psychischer Prozesse.

Die Wirkung der Märchen mit Autogenem Training in der *Mondschaukel* ist nach dem idiomotorischen Prinzip so zu erklären: Das Kind erlebt die Ruhe, Schwere, Wärme, die Atemübungen *bildhaft*, sie werden von ihm gefühlt und nach einer Weile tritt der gewünschte körperlich-seelische Zustand der Ruhe, Schwere, Wärme und die Atemberuhigung, die ganzheitliche Entspannung ein.
Innere Ruhe und Ausgeglichenheit sind *ein* Ziel des Autogenen Trainings. Die Märchen in der *Mondschaukel* führen spielerisch, phantasieanregend und auf unterhaltsame, kindgerechte Weise zu umfassender Entspannung, Ruhe und Erholung.

Ein Wort an die Kinder

Manche Kinder werden vielleicht fragen, was soll Autogenes Training im Märchen, wozu soll das gut sein? Es bietet eine wirkungsvolle Hilfe bei Streß, denn Streß ist auf Dauer sehr schädlich:

1. Streß ist wie ein Daueralarm im Körper und in der Seele, der nicht aufgelöst wird. (Wie eine Sirene, die nicht abgestellt wird.)
2. Ein Mensch im Streß ist wie eine Kerze, die an beiden Enden brennt.
3. Streß ist, als würde in einem Zimmer eine zu starke Glühbirne brennen. Eine Kerze würde genügen. Die starke Glühbirne verbraucht zuviel Energie, die kleine Kerze bedeutet Energieeinsparung.
4. Brennen im Haushalt alle Geräte auf einmal, muß die Sicherung durchknallen.
5. Ein Auto steht mit laufendem Motor nachts in der Garage. Es verbraucht zuviel Energie.
6. Ist eine Batterie zu schwach oder leer, kann sie keine Leistung mehr bringen.
   Autogenes Training füllt die Körperenergie wieder auf.
7. Wird ein Auto zu hochtourig gefahren, geht nicht nur der Motor kaputt. Gestreßte Menschen sind ebenfalls anfällig.
8. Wenn das Meer sehr unruhig ist, kann man nicht bis auf den Grund schauen. Streß verhindert, daß der Mensch zu seinem »Grund« sehen kann.

Phantasie

Die Bedeutung einer poetischen Phantasie

»Phantasie ist wichtiger als Wissen.«

Diese Erkenntnis Albert Einsteins hat mehr denn je Bedeutung. Kinder wachsen heute in einer von Technik beherrschten Welt auf. Es ist eine martialische, materialistische Welt, in der Poesie und Phantasie wenig gelten. Die Technik der Computerwelt übt eine große Faszination auch schon auf Kinder aus. Viele Kinder und Jugendliche verbringen einen Großteil ihrer Freizeit damit. Das hat Auswirkung sowohl im seelischen als auch im körperlichen Bereich. Im letzteren bedeutet es zuwenig Bewegung und Mangel an frischer Luft, zu viel (An-)Spannung, Reize und Streß. Einseitige Körperhaltungen führen zu orthopädischen Fehlstellungen. Bei Computerspielen ist technische Phantasie gefragt, die poetische bleibt außen vor. Die Technik in all ihren Formen ist die eine Seite unseres Daseins, unserer Wirklichkeit, die poetische und sinnliche die andere. Beide gehören zusammen und ergänzen sich. Die Vernachlässigung einer poetisch sinnlichen Welt führt zur seelischen Verarmung. Der Reichtum der inneren Welt bleibt verschlossen.

Die Ent-Sinnlichung einer naturwissenschaftlich orientierten Welt macht vor der Schule nicht halt. Phantasie ist auch dort nicht sehr gefragt. Lerninhalte werden kognitiv vermittelt, kaum emotional. Diese einseitige Wissensvermittlung geht an tiefen, emotionalen Bedürfnissen von Kindern vorbei. Diese Diagnose gilt weniger für die Grundschule als für weiterführende Schulen. Dort wird eine steigende Unkonzentriertheit beklagt, die oft eine Folge von Langeweile ist, da sie ein wesentliches menschliches Bedürfnis nicht befriedigt.

Kinder werden durch die elektronischen Medien mit Außenbildern und Reizen überfüttert. Jede Art von Überfütterung aber macht satt und faul. Das gilt auch für die eigene Phantasie, ein unverzichtbares Element menschlicher Existenz. Sie verdorrt und versiegt. Mit der Erziehung betreute Menschen beklagen, daß Kinder immer mehr aus ihrer magischen Welt herausfallen. Die magische Phase dauert etwa bis zum Alter von neun Jahren und gehört unverzichtbar zu einer gesunden psychischen Entwicklung. In der magischen Welt des Kindes sind die Grenzen zur Realität fließend. Manche Eltern stehen oft ungläubig vor diesen kindlichen Phantasmen. Es fällt ihnen schwer, sie mit ihren erwachsenen Augen und Sinnen zu erkennen. Das Phantasieren, Tagträumen und Luftschlösserbauen ihrer Kinder macht Eltern oft angst. Diese Bilder aus dem Reich des Unbewußten sind für sie schwer lesbar. Erwachsene sind dieser Welt entwachsen. Sie fürchten einen Realitätsverlust ihrer Kinder. Die magische Phase des Kindes dient aber dessen Seelenhygiene. Sie bietet reinigende Möglichkeiten wie Spannungsabbau und -auflösung sowie den Abbau von Ängsten und Ohnmachtsgefühlen. In der Phantasie werden, ähnlich wie in den Träumen der Nacht, überschüssige Triebenergien abgebaut.

Die magische Phase wird heute meist verkürzt oder selten noch erlebt. In der Welt der Phantasie fühlt sich das Kind allmächtig. Dies ist ein wichtiger Ausgleich zu seiner alltäglich erlebten, auch erlittenen Ohnmacht in einer stressigen, wenig kinderfreundlichen Welt. Langeweile im persönlichen Leben bedeutet meist auch ein Leben ohne große Phantasie. Es führt zu Frustration, Ersatzbefriedigungen, zu Aggression und Gewalt. Langeweile ist auch ein Mangel an Geist und Seele »bewegender« Inspiration und Imagination. Der wahre Reichtum eines Menschen liegt in seiner inneren Welt, zu der die Welt der Phantasie unabdingbar gehört. Der kostbarste Besitz der Kinder ist ihre Phantasie. Mit ihrem Verlust geht ein Teil von Menschlichkeit verloren.

»Die Phantasie macht euch zu Göttern, das Denken zu Menschen.«
Plotin

Das Wesen der Phantasie

Die menschliche Phantasie setzt sich aus realer Erfahrung, Irrationalem und Imaginärem zusammen. Sie steht im Widerspruch zum rein Sachlichen, Rationalen und wurzelt im seelisch-sinnlichen Bereich. Ratio und Emotion sind die beiden Seiten unserer Wirklichkeit und Existenz.

Ohne Phantasie und ohne daraus erwachsene visionäre Vorstellungen sind Naturwissenschaften, Kunst und Politik nicht denkbar. Große Philosophen, Forscher, Künstler und Religionsstifter waren bedeutende »Phantasten«. Ihre Visionen standen zu den Lehrmeinungen ihrer Zeit häufig im Widerspruch. Das kostete manchen von ihnen das Leben.

Die Phantasie ist ein wesentlicher Antrieb für soziale, politische und kulturelle Veränderungen. Sie überschreitet alle Dimensionen menschlichen Seins. Ohne sie bleibt das menschliche Leben begrenzt, nur sie erschließt eine Unendlichkeit. Die Phantasie ist eine auf die Zukunft ausgerichtete Kreativität. Sie bietet dem Leben im Hier und Jetzt eine lebendige Kraft.

Für die kindliche Phantasie sind Märchen eine reiche Quelle. Sie sind Nahrung für seine Seele. Kinder brauchen Märchen. Beides gehört ganz einfach zusammen.

Die Bedeutung des Einschlafrituals

Kinder brauchen und lieben ihre Einschlafrituale. Sie bilden die notwendige Übergangsphase vom Tag zur Nacht, sie sind emotionale Schutzräume. In dieser kurzen Zeitspanne wird eine Distanz zum vielfältigen Alltagsstreß gewonnen. Dieser kann in vielen Ausformungen zum angstauslösenden Verfolger in den Schlaf werden. Er zaubert selten schöne Träume, eher bringt er Alpträume mit sich.

Märchen sind für viele Kinder ein beliebtes Einschlafritual. Ein dem Kind liebevoll zugewandter Mensch, der abends an seinem Bett sitzt, hat einen eigenen therapeutischen Wert. Ich konnte in meiner Praxis immer wieder beobachten, daß durch veränderte abendliche Einschlafgewohnheiten selbst schwere Schlafstörungen bei Kindern (welche nicht selten sind) in kurzer Zeit ohne Medikamente verschwanden.

Die Märchen in der *Mondschaukel* sind besonders gut für Einschlafrituale geeignet. Sie entspannen, beruhigen und erleichtern das Einschlafen. Sie führen längerfristig zu einem tieferen, erholsameren Schlaf. Die Märchen wirken wie ein Filter. Belastendes bleibt außen hängen. Von den 34 Gute-Nacht-Geschichten wird sich ein Kind bald sein Lieblingsmärchen wählen und vor dessen Ende oft schon sanft in den Schlaf gesunken sein.

Ich wünsche allen Kindern mit den Märchen eine »gute Nacht« und am Tag »schöne Träume« in der Welt der Phantasie, auf den Inseln der Ruhe.

Anregungen zum Vorlesen

Vorgelesen zu bekommen ist eine wundervolle Möglichkeit, zu träumen, sich zu entspannen und zu erholen. Der Vorlesende und der Zuhörer genießen beide eine positive emotionale Atmosphäre. Der Alltag ist ausgeschlossen. Vorlesen ist ein meist unterschätzter Liebesbeweis für ein Kind. Kein elektronisches Sandmännchen kann das je ersetzen. Für das Vorlesen bedarf es keiner großen Erklärungen, aus meiner Erfahrung möchte ich hier aber einige Anregungen geben.

- Die Märchen der *Mondschaukel* wirken durch das eingebundene Autogene Training am Tag und in der Nacht.
- Sitzend oder liegend kann man sie hören. Man kann sich Zeit nehmen zum Weiterträumen oder sie als kurze Entspannungsphase in den Alltag einbauen.
- Kinder sollten nach den Märchen über ihre Erlebnisse und Empfindungen sprechen können oder sie kreativ ausdrücken.
- Empfehlenswert ist eine äußerlich störungsfreie Atmosphäre.
- Die innere Bereitschaft des Vorlesenden ist ein wichtiger Faktor. Vorlesen kann kein Beruhigungstrick sein.
- Die Stimme des Vorlesenden hat Einfluß auf die Wirkung eines Märchens. Sie ist ein wichtiges Instrument zur Vermittlung des märchenhaften Inhalts und zu der Übung des Autogenen Trainings.
- Eine Stimme verrät die Gemütslage des Vorlesenden beziehungsweise seinen inneren Spannungszustand.
- Eine langsame, ruhige Sprechweise in »Schonstimme« dient der Kunst des Vorlesens.

- Man sollte sich Zeit nehmen, um die Märchen »ankommen« zu lassen.
- Für kleinere Kinder wählt man zunächst kurze Märchen aus.
- Die längeren Märchen sind oft in Fortsetzungen unterteilt. Jeder Abschnitt endet mit Entspannungsimpulsen.
- Alle Übungen des Autogenen Trainings und andere therapeutische Impulse sind durch ein Sternchen gekennzeichnet.
- Die Märchen können beliebig gekürzt oder erweitert werden, und es kann zwischen poetischen, phantastischen Märchen oder mehr realitätsbezogenen Geschichten gewählt werden.
- Bei einigen Märchen wird das Kind als Hauptperson angesprochen.
- Kein Märchen ist grausam oder spektakulär. Harmonie um jeden Preis wird vermieden, die Geschichten enden meist märchenhaft-logisch.
- Schwerpunkt in allen Märchen ist die Bedeutung innerer Ruhe. Der Wert der Stille, des Innehaltens, ist eine wesentliche Botschaft der Märchen.
- Meditative Aspekte regen das Kind zum Nachdenken an, zur stillen, inneren Betrachtung. Andere Geschichten beziehen das Kind aktiver in ein märchenhaftes Geschehen ein.
- Nach allen Abenteuern und Erlebnissen sinkt die Hauptperson der Märchen in eine tiefe Ruhe. Es ist eine Art von Belohnung für das Überstehen und Bewältigen allerlei Ereignisse und Gefahren.
- Manches Kind wird sich an diese Form der Märchen nur langsam annähern, da sie sich sehr von anderen Angeboten unterscheiden wie zum Beispiel Fernsehproduktionen, in denen häufig »action«, Aggression und Gewalt im Vordergrund stehen.

Märchen und Gute-Nacht-Geschichten

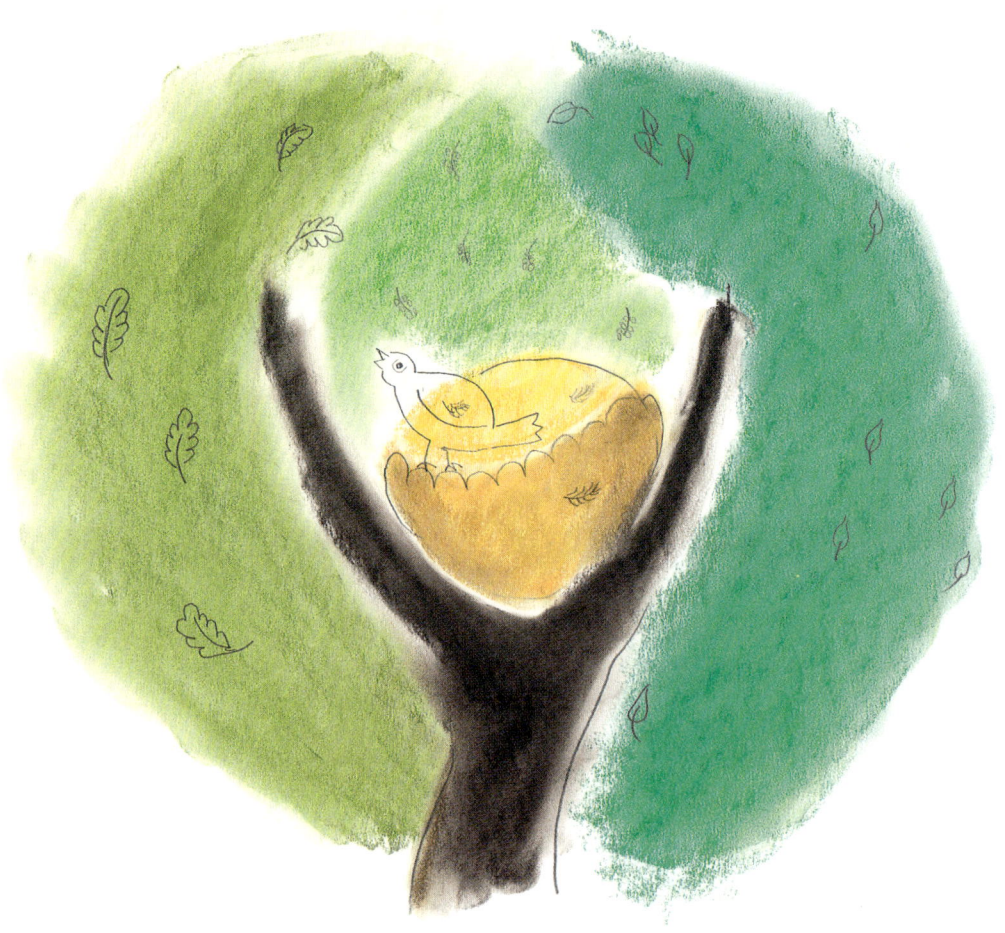

Der Singvogel

Der Herbstwind fegt wie ein wilder Gesell durch die Straßen.
Er wirbelt die bunten Blätter auf, die mit den Vögeln um die
Wette durch die klare Luft fliegen.
In einem der hohen, grauen Häuser der Straße ist ein Fenster weit
geöffnet. Ein Vogelkäfig hängt dort. Ein Vogel sitzt auf einer dün-
nen Holzstange und schaut unbeweglich hinaus. Er gehört einer

Familie von Menschen, die aus einem fernen Land gekommen sind, wo die meisten sich einen Singvogel im Käfig halten. Mancher Vogel schickt sich in sein Schicksal, er erträgt das Eingesperrtsein und begrüßt jeden neuen Tag mit fröhlichem Gesang. Aber mancher Vogel, wie der Singvogel dieser Geschichte, trauert seiner verlorenen Freiheit nach und sitzt stumm in seinem Käfig. Selbst die besten Leckerbissen vermögen ihn nicht zum Singen zu bringen. Die Menschen bemühen sich liebevoll um ihn. Sie sitzen vor seinem Käfig und singen ihm die Lieder ihrer Heimat vor.

Vergebens. Der Vogel sitzt in seiner Trauer still und fast unbeweglich in seinem Käfig. Jeden Tag, wenn die Sonne das Fenster erreicht, schmerzt sein kleines Herz. Die Sehnsucht, frei in den Lüften zu fliegen, dem Licht, der Sonne entgegen, schnürt seine Kehle zu.

Kein Ton kommt je aus seinem winzigen Schnabel. Sein Kummer ist stumm und unhörbar.

Eines Tages hat ein Kind der Familie den Käfig gesäubert und versäumt, die kleine Tür wieder fest zu verschließen. Das Wohnzimmerfenster ist weit offen, die Sonne lockt in einem blitzblauen Himmel. Der Singvogel stößt das Käfigtürchen auf, und mit einem kräftigen Flügelschlag schwingt er sich aus dem Fenster seiner Freiheit entgegen.

Er fliegt in weiten Kreisen über die Stadt. Über den Fluß, die Parks, über Wiesen und Felder, die um die Stadt herum liegen. Er ist wie berauscht vom köstlichen Gefühl, frei zu sein. Im Flug fängt er saftige Fliegen, die er mit Appetit verspeist.

Als er so über die bunten Herbstbäume fliegt, löst sich plötzlich ein kräftiger Ton aus seiner Kehle. Er singt und jubiliert, daß selbst die Sonne lacht. So klar und schön singt er, daß die Menschen stehenbleiben und in die Luft schauen. Sie sehen den Singvogel wie einen kleinen Punkt durch die Lüfte fliegen.

Als es langsam Abend wird und der Singvogel sich vom Fröhlich-
sein müde fühlt, beginnt er nach einem Nachtquartier zu suchen.
In den Käfig will er nie mehr zurück.

In dem Park, der wie eine Oase in der lauten Stadt liegt, findet er
einen stattlichen Baum, der hier schon seit Menschengedenken
steht. Lange bevor die Stadt gebaut wurde, gab es an dieser Stelle
einen Forst, in dem der Kaiser des Reiches jagte. Der Baum ist der
einzige, der die Zeit überlebt hat.

In seinen kräftigen Ästen wird sich der Singvogel seinen Platz
nehmen. Er sucht zarte Gräser, Federn und Blätter, aus denen er
sich ein Nest baut. Er polstert es mit dem zartesten Moos aus. Als
er seine Arbeit beendet hat, legt er sich in das Nest und ist sehr
zufrieden. Es ist wunderschön, gemütlich und warm.

☆   Müde ist der Singvogel, müde und schwer fühlt er sich.
     Seine Glieder und auch die Flügel sind schwer.
     Fühl mal, wie schwer er ist.
     Der Körper ist schwer, ganz schwer und müde.
     Warm, angenehm warm ist es im Nest.
     Fühl mal, wie angenehm warm es ist.
     Warm und geborgen liegt er da. Er fühlt sich geborgen
     und geschützt in seinem Nest.
     Er träumt von Freiheit und Liedern.
     Kuschelig warm ist es im Nest.
     Fühl mal, wie warm und kuschelig es ist.
     Du fühlst dich geborgen, warm und geschützt.
     Du träumst die schönsten Träume.   ☆

Die Elfe und die Zauberquelle

Im Land der Phantasie lebt eine wunderhübsche Elfe. Sie hat zarte, durchsichtig schimmernde Flügel. Die Flügel braucht sie, da sie sich um die Pflanzen, Bäume, Büsche, Gräser und Blumen kümmert. Sie hat weite Strecken zu fliegen, um all ihre Schützlinge zu betreuen.

Die Arbeit macht ihr große Freude. Die Sonne, der Regen und der Wind sind ihre Freunde. Die helfen ihr, die Pflanzen zu hüten. Ohne Sonne und Regen können sie nicht leben, und den Wind brauchen sie, denn er trägt ihre Samen weiter, so daß viele neue Pflanzenkinder wachsen können.

An einer hellen Stelle des Waldes liegt die Zauberquelle. Sie sprudelt reich aus der Erde in einen kleinen Teich, aus dem sich viele kleine Bäche auf den Weg durch das Land zum großen Meer machen.

Das Wasser der Quelle ist frisch, klar und warm. Es fließt in den kleinen, blumenumwachsenen Teich. Die Elfe badet dort gern.

☆   Sie aalt sich im wohlig warmen Wasser.
Das Wasser umschmeichelt ihren Körper, ihre Haut.
Das fühlt sich gut an.
Fühl mal, wie warm das Wasser ist,
wie schön es die Haut berührt.   ☆

Die Elfe liegt entspannt im Wasser. Ihr Körper wiegt sich sanft wie ein Grashalm hin und her.

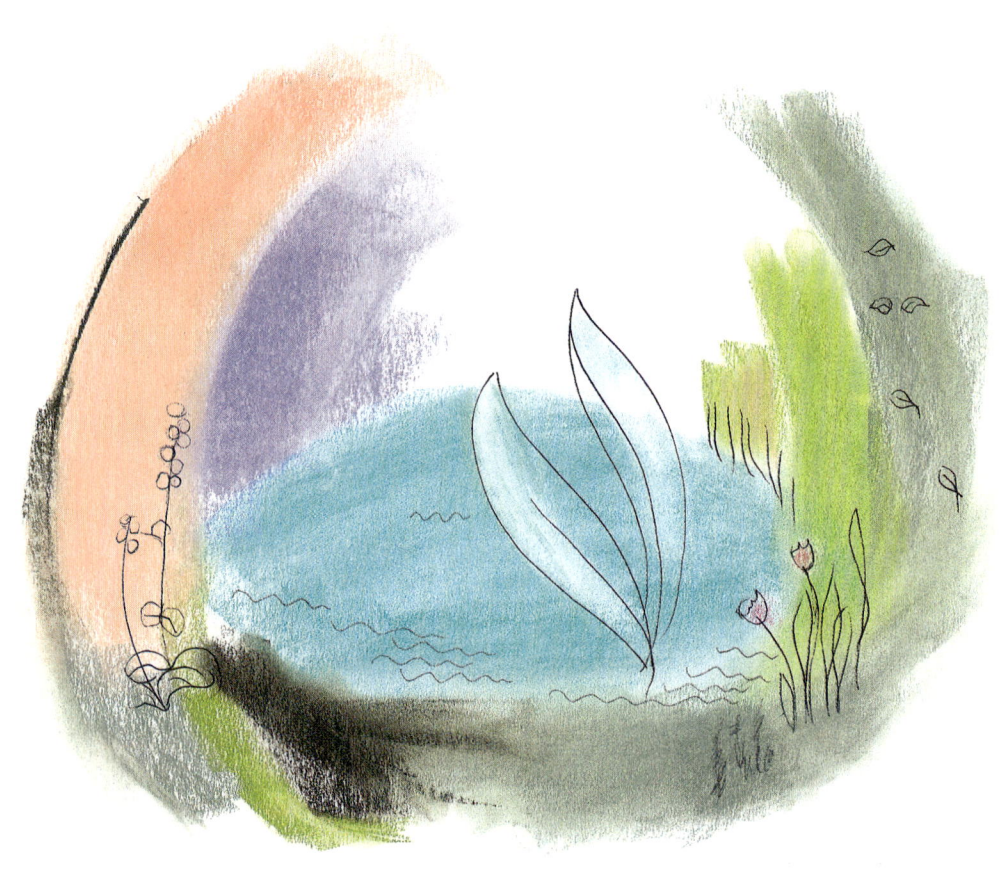

☆ Ihre Alltagsgedanken gehen schlafen.
Sie ist ruhig und entspannt.
Wohlig warm ist ihr. Ganz ruhig ist es in ihr.
Nichts stört sie mehr.
Fühl mal, wie warm und ruhig es ist. ☆

Das Wasser der Quelle hat eine Zauberwirkung. Wenn die Elfe ein wenig davon trinkt, wird ihr Geist klar, die Seele heiter, die Gedanken kommen zur Ruhe. Sie kann dann gut über vieles nachdenken. Neue Möglichkeiten fallen ihr ein, wie sie ein Problem lösen oder wie sie ihre Sorgen und Ängste vertreiben kann.

☆ Die Zauberkraft der Quelle strömt in sie ein,
sie wird zu ihrer eigenen Kraft.
Die Quelle ist unerschöpflich. ☆

Immer wenn die Elfe über Wichtiges nachdenken muß, wenn sie etwas bedrückt oder ihr gar angst macht, geht sie zur Zauberquelle.

☆ Sie badet dort im warmen Wasser. Sie wird dann
ruhig und entspannt. Sie fühlt, wie sich ihre Sorgen
und Ängste auflösen.
Nichts bedrückt sie mehr. Sie kann in großer Ruhe
über vieles nachdenken.

Vielleicht suchst auch du einen Platz, der dir gefällt,
an dem du dich ganz geborgen, warm, beschützt
und wohl fühlst.
Dort holst du dir Kraft, Ruhe und Wärme. ☆

Zwerg Gernegroß und Riese Lieberklein

Im Land der tausend Märchen wohnt tief versteckt im Wald der Zwerg Gernegroß. Er lebt friedlich in seinem kleinen Holzhaus, in dem es warm und kuschelig ist.

Im Winter, wenn der Schnee wie eine dicke Decke über dem Land liegt, füttert er die Tiere des Waldes. Den Vögeln hängt er kleine Kugeln aus Nüssen und Körnern an die kahlen Äste der Winterbäume. Den Rehen streut er Heu in die Futterkrippen. Saftige Rüben legt er den Wildschweinen hin. Alle Tiere werden satt.

Wenn Zwerg Gernegroß im Winter die weiten Wege läuft, spürt er bald seine Beine. Das Gehen mit den kurzen Beinchen ist mühsam, besonders bei hohem Schnee.

☆ Es wird ihm warm beim Gehen.
Seine Hände und Arme werden ganz warm.
Fühl mal, wie warm sie sind.
Seine Füße und Beine werden auch ganz warm.
Fühl mal, wie warm sie sind.
Sein ganzer Körper ist warm. Die Hände, Arme,
Füße und Beine sind warm.
Fühl mal, wie warm alles ist. ☆

Zwerg Gernegroß beneidet besonders im Winter den Riesen Lieberklein wegen seiner langen Beine. Der lebt am anderen Ende des Waldes in einer Erdhöhle, in der es wohlig warm und gemütlich ist.

Lieberklein hat riesige Stiefel für seine großen Füße und schwere Wanderstöcke, die er in den Händen hält, wenn er unterwegs ist. Auf seinem Rücken trägt er oft einen geflochtenen Weidenkorb, der mit allerlei nützlichen Dingen aus Wiese, Feld und Wald gefüllt ist.

Eines Tages macht sich Gernegroß auf den Weg zur Höhle des Riesen Lieberklein, um ihn zu besuchen. Aber der ist nicht zu Hause, nur eine uralte Eule blinzelt ihn aus einer Ecke mißtrauisch an. In dem Raum stehen die Stiefel, die Wanderstöcke und der Weidenkorb des Riesen. Zwerg Gernegroß kann nicht widerstehen. Er zieht die Stiefel an, nimmt den Weidenkorb auf die Schultern und die Stöcke in seine Hände. Er will einmal ausprobieren, wie es so als Riese ist.

Aber weh!

☆ Die Stiefel sind so schwer an seinen Füßen und Beinen.
Seine Füße und Beine sind ganz schwer.
Fühl mal, wie schwer sie sind.
Die Stöcke liegen schwer in seinen Händen.
Seine Hände und Arme sind schwer, ganz schwer.
Fühl mal, wie schwer sie sind.
Auch der Korb liegt schwer auf den Schultern.
Die Schultern sind ganz schwer.
Fühl mal, wie schwer sie sind.
Das Gehen fällt ihm sehr schwer.   ☆

Gernegroß beschließt, lieber doch alles wieder abzulegen. Er zieht die schweren Stiefel aus.

☆ Ganz leicht fühlen sich die Füße und Beine nun an.
Die Füße und Beine sind gelöst und ganz entspannt.
Fühl mal, wie entspannt sie sind.   ☆

Er legt auch die Stöcke weg.

☆ Nun sind seine Hände und Arme ganz leicht.
Hände und Arme sind gelöst und ganz entspannt.
Fühl mal, wie entspannt sie sind. ☆

Gernegroß stellt den Weidenkorb ab.

☆ Seine Schultern sind nun richtig leicht.
Die Schultern sind gelöst und ganz entspannt.
Fühl mal, wie entspannt sie sind.
Der ganze Körper ist entspannt.
Gernegroß ist ganz ruhig. Er fühlt sich wohl. ☆

Er läuft fröhlich durch den Wald zurück zu seinem Häuschen. Er hat eine gute Idee. Er macht sich aus duftendem Holz ein Paar Skier. Ist der Winter gekommen, schnallt er sie sich an die Füße und gleitet dann ohne Mühe über den Schnee. Und so kann er weiter durch das Land ziehen und die Waldtiere versorgen.

Prinzessin Goldhaar

Hinter den sieben Bergen und den fünf Meeren lebt die Prinzessin Goldhaar. Sie wohnt in einem Schloß mit vielen Türmen. Umgeben ist das Schloß von einem großen Park, dessen uralte Bäume aufregende Geschichten erzählen könnten.
Hinter hohen Buchen und Tannen liegt ein verwunschener See. In ihm haust der Froschkönig, den aber noch nie ein Mensch gesehen hat.
Prinzessin Goldhaar spielt gern in dem Park mit ihrem goldenen Ball und den silbernen Reifen. Sie darf aber nie am See spielen, denn sein Wasser ist dunkel und tief.
Eines schönen Tages ist Goldhaar so in ihr Ballspiel vertieft, daß sie nicht bemerkt, wie sie sich dem See nähert. Im großen Bogen fällt ihr der Ball plötzlich ins Wasser. Sie ist sehr erschrocken. Als sie traurig am Ufer des Sees steht, brodelt sein Wasser mächtig. Kleine Wasserfontänen steigen auf und daraus entsteigt der Frosch. Es muß der Froschkönig sein, denn er hat eine kleine, goldene Krone auf seinem Kopf. Er spricht zur Prinzessin: »Du brauchst keine Angst vor mir haben. Ich will dir deinen goldenen Ball wiederbringen, aber du mußt mir etwas versprechen.« Goldhaar ist so glücklich, daß sie alles versprechen würde. Der Frosch sagt: »In diesem See lebe ich seit vielen, vielen Jahren recht einsam. Ich komme nur des Nachts aus der Tiefe hervor und sehe mir den Mond an, der sich in meinem Wasser so gerne spiegelt. Auch die Sterne schau ich gerne an, sie bringen in den Nächten etwas Helligkeit in das Dunkel des Sees. Ich wünsche mir eine Froschfrau.

Wenn du dich auf den Weg machst und hinter die sieben Berge und die fünf Meere gehst, wirst du sie finden.«

Goldhaar verspricht es.

Da taucht der Froschkönig tief hinab und kommt mit dem goldenen Ball in seinen Händen wieder nach oben. Er stöhnt, denn der Ball aus Gold wiegt schwer in seinen Händen und Armen.

☆ Seine Hände und Arme sind ganz schwer.
Auch die Schultern werden ihm schwer vom Tragen.
Er spürt, wie schwer sein ganzer Körper ist.
Fühl mal, wie schwer der Körper ist, wie schwer die
Hände und Arme sind, die Schultern, der ganze Körper. ☆

Der Froschkönig wirft den goldenen Ball ins Gras.

☆ Nun fühlt er sich ganz erleichtert.
Seine Hände und Arme sind gelöst und entspannt.
Seine Schultern sind gelöst und entspannt.
Der ganze Körper ist gelöst und entspannt.
Fühl mal, wie gelöst und entspannt die Hände und
Arme sind, wie gelöst die Schultern sind, wie gelöst
und entspannt der ganze Körper ist. ☆

Der Froschkönig springt erleichtert in seinen Teich, in die Tiefe des Sees zurück.

Prinzessin Goldhaar läuft fröhlich mit ihrem goldenen Ball ins Schloß zurück. Sie will ihr Versprechen halten, das sie dem Frosch gegeben hat. Sie wird die Froschkönigin suchen. Aber das ist eine andere Geschichte …

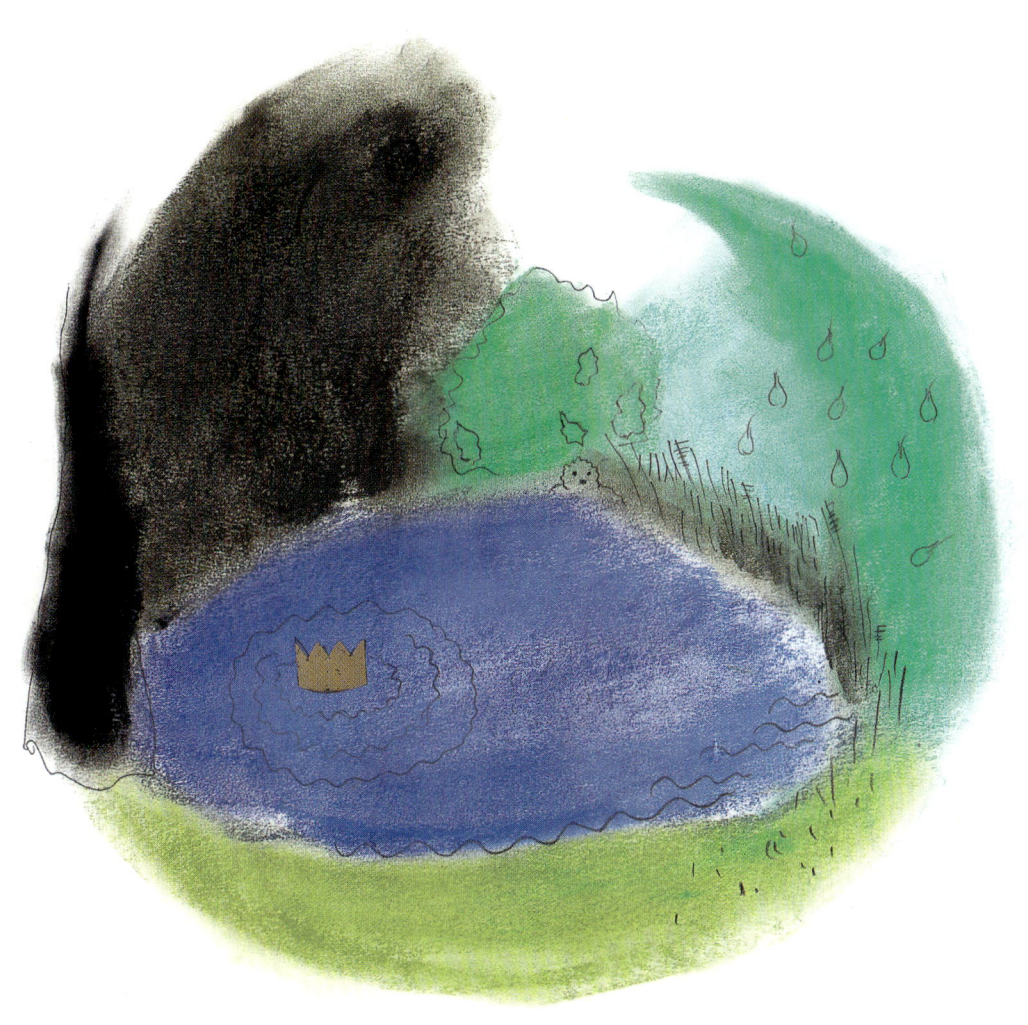

Die Katze Mimose

In einem Land hoch oben im Norden, in der Nähe des großen Meeres, gibt es ein Dorf, das aussieht, als hätte die Zeit es vergessen. Die Bauernhäuser stehen, von alten Bäumen umgeben, nahezu unverändert wie vor einigen hundert Jahren da. Das Fachwerk der Häuser ist mit der Zeit schwarz geworden. Die großen Scheunen mit dem Hoftor sind aus hartem, unverwüstlichem Eichenholz. In manchen Höfen gibt es sogar noch dampfende Misthaufen, auf denen sich die Hühner vergnügen. Die Schweine in ihren niedrigen Ställen quietschen herzerweichend vor Hunger. Das dunkle Gebrumme der Kühe ist weit zu hören. Das Gebell des über den Hof rennenden Hundes fällt in die Stille hinein.

An den Fenstern blühen üppig die Blumen in braunen Holzkästen. Die Felder und Wiesen um den Hof herum sind von hohen, schlanken Pappeln als Windschutz umgrenzt. Baumbewachsene Alleen gehen sternförmig vom Haus aus ins weite Land. Selten einmal unterbricht ein grünbewachsener Hügel das flache Land.

Vor dem Hof liegt ein kleiner Teich, auf dem die Enten wie weiße Punkte auf dunkelgrünem Wasser schwimmen. Dazwischen tauchen manchmal dicke, rote Goldfische auf. Sie versuchen Fliegen zu fangen, besondere Leckerbissen. Die schwimmenden Enten ziehen Wasserbahnen hinter sich, die bald ein Muster auf dem Teich bilden. Ein beliebter Hofbewohner ist die Katze Mimose. Jung und alt liebt sie. Sie wohnt im Stall, oft auch im Heuschober, wo sie reiche Beute findet. So ist der Kornspeicher frei von Mäusen. Ins Haus kommt sie nur, wenn sie Lust dazu verspürt. Sie mag es, wenn man ihr Fell krault und sanft streichelt. Auch eine Tasse Milch verschmäht sie nicht. Das belohnt sie mit zufriedenem Schnurren.

Ihren Namen Mimose verdankt die Katze ihrer Empfindsamkeit. Sie ist schnell gekränkt, und wenn man sie nicht in Ruhe läßt, dann sträubt sich ihr Fell vor Unbehagen.

Als nach einem langen, schneereichen Winter endlich der Frühling ins Land zieht, bleibt Mimose plötzlich verschwunden. Alle machen sich Sorgen, wo sie wohl geblieben ist. Es gibt so viele traurige Katzenschicksale, denn nicht alle Menschen sind Freunde von Katzen. Ein Kind legt sich nun jeden Abend auf die Lauer. Es versteckt sich in der Scheune, in der Hoffnung, Mimose doch noch zu finden, denn alles Rufen nach ihr blieb bisher erfolglos.

Eines Tages, als der Tag langsam schwindet, um der Nacht Platz zu machen, sieht das Kind einen dunklen Schatten, der vorsichtig auf die Leiter zum Heuboden steigt. Es ist Mimose. Sie trägt etwas im Maul. Das Kind sieht, wie schwer es Mimose fällt, mit dem Etwas im Maul die hohe Leiter zu besteigen. Es ist ein Katzenjunges. Mimose hat Kinder bekommen, sie ist Mutter geworden. Sie bringt ihre Kinder aus einem Versteck in Sicherheit, hoch auf den Heuboden, auf den sich selten jemand verirrt. Mimose schleppt wieder und wieder ein Junges hinauf. Fünf Katzenkinder zählt das Kind.

☆   Mimose ist sehr angestrengt durch die Schlepperei.
       Die Jungen sind schwer.
       Ganz schwer fühlt sich Mimose. Ihre Glieder
       werden ganz schwer.
       Fühl mal, wie schwer die Glieder sind, wie schwer
       der ganze Körper ist.   ☆

Als das letzte Junge im Heu versteckt ist und sich dort mit den Katzengeschwistern wohlig warm zusammenkuschelt, läuft Mimose ganz befreit ins Haus. Nachdem sie eine Schüssel Milch ausgeschleckt hat, legt sie sich auf die Ofenbank und genießt die Wärme.

☆   Ihren ganzen Körper durchströmt die Wärme des Ofens.
    Fühl mal, wie angenehm warm das ist.   ☆

Alle bewundern Mimose als fürsorgliche Mutter. Sie läßt es gerne geschehen, daß das Kind ihr das seidenweiche Fell streichelt und krault. Schnurrend genießt sie die Zärtlichkeiten.

☆   Kind und Katze genießen es. Das Kind wird durch das
    Streicheln ganz ruhig. Es fühlt sich wie die Katze wohl
    in seiner Haut.
    Könnte es schnurren, du könntest es hören.   ☆

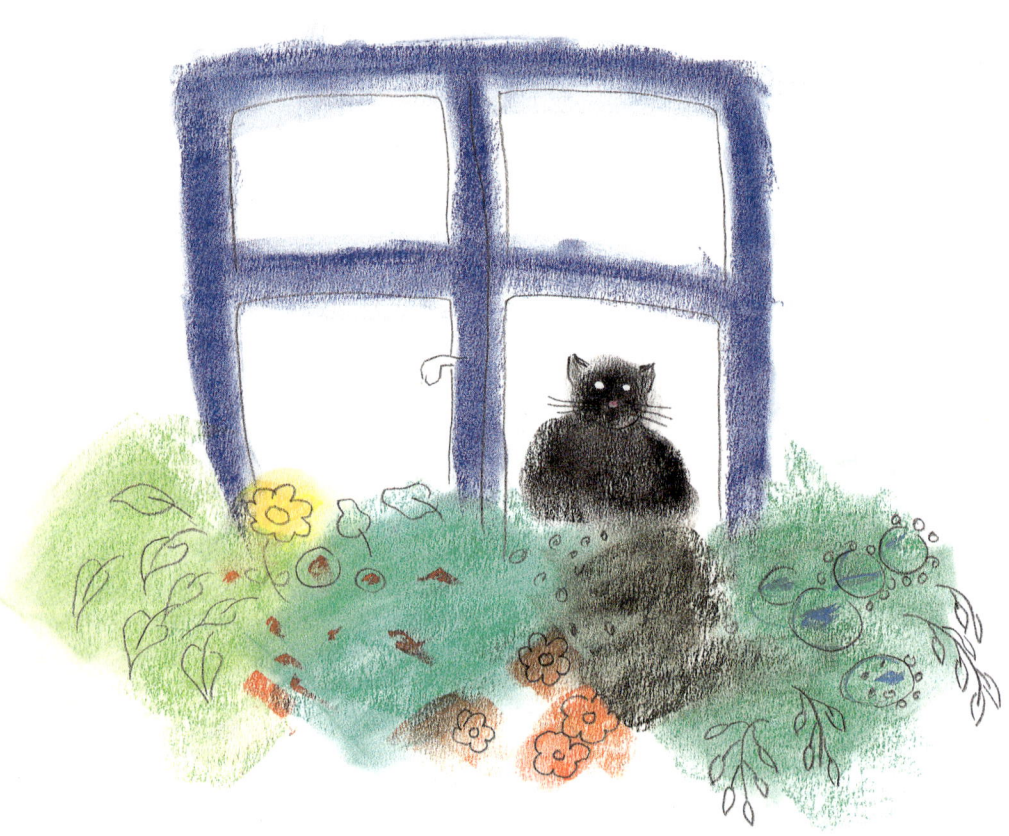

42

Der Stern Silberweiß

Hoch oben am Himmel, an der Wegkreuzung zu den Planeten Mars und Venus, in der Nähe der Milchstraße, hat der Stern Silberweiß seit vielen Millionen Jahren seinen angestammten Platz. Was hat er nicht alles in dieser Zeit erlebt und gesehen!

Er kannte die alte Erde, als sie noch kahl und unbewohnt schien. Er hat die ersten Meere und Flüsse entstehen sehen. Er staunte über die ersten Wesen, die mehr Affen als Menschen glichen. Sie liefen damals noch meist auf allen Vieren.

Er hat das erste Grün auf Erden gesehen, die ersten Behausungen der Menschen, unter und über der Erde.

Er hat neue Kontinente entstehen sehen, Vulkanausbrüche erlebt und selbst oben im Himmel die Erdbeben gespürt.

Er hat Zeiten erlebt, als sich Tiere, Dinosaurier, die so groß wie Häuser waren, durch riesenhohe Farnwälder bewegten.

Silberweiß sah das erste Feuer, das Menschen entzündeten. Später sah er, wie die vielen Sklaven der Pharaonen die Pyramiden in Ägypten bauten. Die Totentempel der Könige sind aus so vielen Steinen aufgeschichtet, daß kein Mensch sie je zählen kann.

Silberweiß sah, wie in China eine große Mauer gebaut wurde, die das ganze Land umschloß.

Er erlebte die ersten Städte, in deren hohen Häusern Menschen auf kleinstem Raum zusammenleben. Große Straßen, die die Landschaften durchschneiden, wurden gebaut. Auf ihnen rollten ohne Unterlaß unzählige Autos.

Später sah er, wie unter ihm am Himmel silberne Dinger flogen. Es waren Flugzeuge, die bald den Himmel wie die Fliegen bevölkerten.

Silberweiß hat so viel gesehen und erlebt. Schönes und Trauriges. Viele Millionen Jahre war es am Himmelsplatz von Silberweiß recht ruhig. Alle paar Jahrhunderte sauste ein Meteor, eine Feuerkugel, eine Sternschnuppe vorbei oder ein Komet mit seinem flammenden Feuerschweif. Es hat dort alles seine Ordnung.

Eines Tages geschieht etwas Ungeheuerliches.

Ein großer Stern äugt zu neugierig auf das unruhige Geschehen der Erde und fällt dabei plötzlich aus dem Himmelsnetz. Er fällt und fällt, das Fallen scheint kein Ende zu nehmen.

Der Stern fällt auf einen hohen, gezackten Berg. Dort zerbricht er in viele Stücke. Er weint und jammert. Da erbarmt sich die Sternenkönigin. Sie schickt zur Nacht Silberweiß zur Erde, zu dem Berg. Stück für Stück soll er den zerbrochenen Stern wieder zurück zum Himmel holen.

Und so geschieht es.

Silberweiß fliegt zur Erde und nimmt das erste Stück des Sterns in seine Arme. Das ist eine schwere Aufgabe.

> ☆ Die Arme werden ihm ganz schwer.
> Fühl mal, wie schwer sie sind.
> Auch sind die Schultern unter der Last
> schwer geworden.
> Fühl mal, wie schwer sie sind.
> Der ganze Körper ist schwer geworden.
> Fühl mal, wie schwer er ist. ☆

Silberweiß muß sich recht plagen, bis er alle Stücke des Sterns zum Himmel zurückbringen kann.

> ☆ Davon wird ihm ganz warm.
> Sein Körper ist warm geworden.
> Fühl mal, wie warm er ist. ☆

Müde ist der Stern Silberweiß geworden, ganz müde. Er legt sich in eine schneeweiße Wolke. Dort ist es weich und warm.

☆ Silberweiß liegt nun ganz ruhig und entspannt.
Die Ruhe strömt wie ein Fluß durch seinen Körper,
Geist und seine Seele. ☆

Während Silberweiß ruht, fügt die Sterngöttin die Stücke des neugierigen Sterns wieder zusammen. Die anderen Sterne helfen ihr, ihn blank zu putzen, so daß er wieder strahlt und leuchtet.
Der gerettete Stern ist glücklich und dankbar für die Hilfe, die ihm zuteil wird.
Silberweiß aber wird zum Schutzengel für die Kinder der Erde ernannt. Er fühlt sich sehr geehrt. Er bleibt nun an seinem Platz, von dem er eine gute Sicht zur Erde hat. Nichts entgeht ihm, alles kann er sehen.
Wenn du am Abend zum Himmel schaust, kannst du ihn sehen. Es ist ein besonders leuchtender, strahlender Stern.

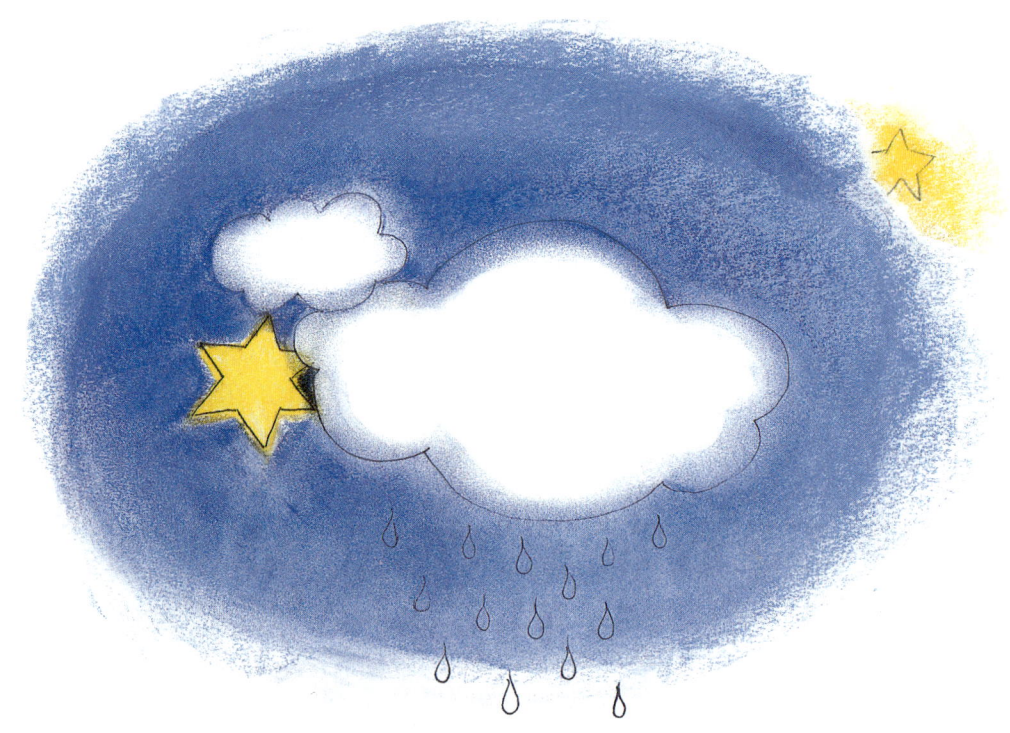

Die kleine Wolke

An manchen Tagen können wir mit unseren Augen die Wolken am Himmel auf ihrer weiten Reise um die Welt ein Stück begleiten. Es gibt viele verschiedene Wolken, sie unterscheiden sich in ihren Formen und Farben. Wir können lange zum Himmel sehen, um sie alle in Ruhe zu betrachten.

Der Wolkenhimmel ist wie eine große Bühne, auf der allerlei geschieht. An manchen Tagen fliegen die Wolken so schnell, daß wir Mühe haben, ihnen mit unseren Augen zu folgen. An anderen Tagen bläst der Wind so kräftig, daß die Wolken schnell ihre Form verändern. Dann entstehen ganz neue Wolkenbilder. Es gibt helle und dunkle Wolken, große und kleine, dicke und dünne.

Im Sommer hängen oft riesengroße, blütenweiße Wolken wie Wattebüschel im Blau des Himmels. Es gibt Wolken, die wie große, zarte Federn aussehen, oder Schäfchenwolken, die den Himmel dicht bevölkern. Oft ist eine große Wolke von vielen kleinen umgeben.

An manchen Tagen ist der Himmel durch schwarze Wolken verdunkelt. Es sind die Regenwolken, die darauf warten, ihre schwere Last abwerfen zu können. Auf der Erde warten Menschen, Tiere und die ganze Natur in vielen Ländern und Kontinenten auf den fruchtbringenden Regen. Ihren Quellen und Flüssen droht sonst Gefahr zu versiegen, und die Ernten müssen verdorren.

Die kleine Wolke, von der unser Märchen handelt, gehört zu einer großen Wolkenfamilie, die seit Jahrhunderten die Natur mit lebensspendendem Regen versorgt. Die kleine Wolke hat viele Geschwister, Vettern und Cousinen, mit denen sie die vergnüglichsten Stunden verbringt. Dann ist am Himmel ein Gerenne und Geschrei, daß manche alte Wolke ihr Gesicht verzieht. Das muntere Treiben stört den geruhsamen Schlaf der Alten, die viele, weite Reisen um die Welt hinter sich haben und sich nun ausruhen wollen.

Auch in der Nacht, wenn alle Kinder auf der Erde schon schlafen, ist am Himmel noch reger Betrieb. Die Wolkenkinder spielen Fangen und Haschen, sie rennen um die Sterne herum, hinter denen sie sich verstecken können. Der Mond beobachtet belustigt ihr Treiben.

In einer schönen Nacht toben die Wolkenkinder wieder einmal vergnügt herum, bis plötzlich ein Schrei ertönt. Eins der Wolkenkinder, der jüngste Vetter unserer kleinen Wolke, ist an der Spitze eines großen, funkelnden Sterns hängengeblieben. Mit eigener Kraft kann er sich nicht mehr befreien. Je mehr er zieht und zerrt, desto mehr verhakt er sich. Er weint so fürchterlich, daß seine Tränen unaufhaltsam als lebensspendender Regen zur Erde rinnen.

Die Wolkenkinder sind so erschrocken, daß sie davonlaufen und sich in dem Schoß einer Wolkenmutter verstecken. Nur unsere kleine Wolke verliert nicht die Ruhe. Sie wird ihren Vetter befreien. Sie fliegt über den Stern, über all seine Sternspitzen. Zart faßt sie ihren Vetter an und zieht ihn von oben ganz behutsam an, weg von der Sternspitze. Sie zieht behutsam, aber mit Leibeskräften. Sie ächzt vor Anstrengung, ganz warm wird ihr dabei. Und siehe da, der Vetter kommt frei.

Überglücklich bedankt er sich und fliegt zu seinen Geschwistern zurück. Unsere kleine Wolke ist froh, aber auch erschöpft von all der Aufregung und Anstrengung.

    ☆   Sie fühlt, wie müde und schwer ihre Glieder sind.
               Ihr ganzer Körper ist schwer.
               Fühl mal, wie schwer er ist.
               Der ganze Körper ist schwer.
               Ihr Körper ist auch warm geworden.
               Der ganze Körper ist warm, wohlig warm.
               Fühl mal, wie warm der Körper ist.
               Der ganze Körper ist warm.   ☆

Sie legt sich zum Schlafen nieder. Sie überdenkt noch einmal diesen Tag und dabei fallen ihr langsam die Augen zu.

    ☆   Sie liegt ganz entspannt und gelöst.
               Ihr ganzer Körper ist gelöst, entspannt.
               Fühl mal, wie gelöst und entspannt sie ist.
               Ganz ruhig ist sie und vollkommen entspannt.
               Sie träumt die schönsten Träume.

Das Spinnennetz

Eine wunderhübsche Spinne lebt in einem Weinberg, hoch über dem Strom, der viele Länder durchfließt. Sie wohnt in einem uralten Weinstock. Sein Holz ist durch die Jahre ganz dunkel geworden. Seine Trauben aber sind süß und werden zu einem guten Wein gekeltert. Wenn Menschen im Weinberg arbeiten, verzieht sich die Spinne in die hohen Kastanienbäume.
Besonders im Herbst, während der Weinlese, bevölkern viele Menschen vergnügt schwatzend den Weinberg. In diesen Tagen flüchtet die Spinne in aller Herrgottsfrühe in den Kastanienwald. Dort hat sie einen herrlichen Ausblick über den Fluß und bis zu den Bergen weit am Horizont. Sie rollt sich auf einem Kastanienblatt zusammen und träumt so vor sich hin.

☆   Vielleicht kuschelst auch du dich gemütlich zusammen.
       Fühlst dich geborgen, warm und ruhig.   ☆

Wenn die Weinlesenden ihren wohlverdienten Feierabend machen, kehrt sie zu ihrem Weinstock zurück. Er ist der älteste dort, und er weiß selber nicht, wie alt er ist.
An einem herrlichen Sommertag, in den Weinbergen ist es noch ruhig, spinnt im kühlen Morgengrau die Spinne ihr Netz. Es sind die feinsten Fäden, die sie spinnt. Sternförmig ist das feine Spinngewebe zu einem schönen Muster verwoben. Der Morgentau bleibt daran hängen. Tausend, abertausend kleine Tautropfen hängen dicht aufgereiht an den Fäden. In der hellen Morgensonne glänzt und funkelt es, als sei das Netz aus Diamanten, den kostbarsten Steinen auf der Welt, gesponnen.

☆	Schau doch einmal genau hin, wie das aussieht.
Schau dir alles an.
Fühl mal, wie warm die Sonne scheint und wie angenehm
kühl der Wind über deine Stirn weht.
Es ist schön, die Bilder in der eigenen Phantasie
zu betrachten, und so träumst du ein wenig weiter.	☆

Die Pusteblume

Auf einer großen Wiese wachsen die schönsten Pflanzen und Blumen. Es gibt so viele verschiedene Gräser, daß sie kaum zu zählen sind. Im Frühjahr ist die Wiese strahlend gelb. Der Löwenzahn blüht. Seine saftigen Blätter sind Leckerbissen für die Hasen. Die gelben Blütenköpfe wiegen sich sanft im Wind hin und her. Hin und her.

☆   Wie dein Atem schwingen sie sanft hin und her.
Fühl mal deinen Atem, wie sanft er hin- und herschwingt.
Ruhig ist dein Atem, ruhig und gleichmäßig.
Der Atem kommt und geht. Ganz ruhig und gleichmäßig.
Der Atem geschieht – es atmet dich. ☆

Die Bienen besuchen den Löwenzahn gerne. Der Saft ihrer Blüten ist süß. Nach einiger Zeit verwandeln sich die gelben Blüten in Pusteblumen. Eine Kugel aus zarten, weiß-grauen Samenkörnern ist entstanden. Jedes Samenkorn ähnelt einem winzig kleinen Fallschirm. Der Wind treibt den Samen aus der Kugel. Sie fliegen in alle Richtungen. Über die Wiese fliegen ungezählte Fallschirme des Löwenzahns. Jedes Schirmchen geht auf eine andere weite Reise. Begleiten wir die Reise des kleinsten aller Löwenzahnsamen. Zunächst nimmt er Abschied von allen Blumen und Pflanzen der Wiese. Die Ameisen, Bienen und Käfer winken ihm nach. Langsam treibt der Wind ihn höher. Hoch über der Wiese schwebt er jetzt. Winzig klein wirken die Blumen der Wiese von hier oben.
Die Reise führt weiter über einen Wald. Über Tannen, die im Winter die Weihnachtszimmer der Kinder schmücken. Ein Wald-

see leuchtet blau, mit kleinen, weißen Tupfen. Sind es Seerosen oder Schwäne?

☆ Schau mal, was du siehst.
Das Blau des Wassers leuchtet
vor deinem inneren Auge.
Es ist eine schöne, sanfte Farbe.
Sie strahlt eine große Ruhe aus.
Sie hüllt dich förmlich ein. ☆

Der Samenfallschirm fliegt weiter. Er überquert einen Fluß, auf dem Schiffe in allen Größen langsam ihrem Ziel entgegenschwimmen. Dörfer, Städte in allen Größen überfliegt das Samenkorn. Manchmal rückt die Spitze eines Kirchturmes gefährlich nahe. Weite Felder und Wiesen überfliegt das Samenkorn, bis es in eine Landschaft kommt, die menschenleer erscheint.
Ein hohes Gebirge türmt sich am Horizont auf. Das Samenkorn zweifelt, ob seine Kräfte reichen, es zu überfliegen. Doch der Wind hilft ihm dabei. Gefahrlos trägt er es über das hohe Gebirge.
Dort ist es wunderschön. Blumen in schönsten, leuchtendsten Farben wachsen hier. Über allem liegt ein wunderbarer Duft. Allerlei Tiere laufen hoch oben im ewigen Schnee. Noch kein Mensch hat hier seine Spuren gegraben. Es ist eine Welt, die nur der Natur selbst gehört. Niemand stört diese ruhige Welt, in der die Vögel den ganzen Tag singen.
Dem Samenkorn gefällt diese Welt. Es beschließt, hier zu leben. Langsam läßt es sich niedersinken. Hinter einem Felsen findet es eine windgeschützte Ecke. Das Samenkorn liegt auf fruchtbarer, brauner Erde. Es ist müde von der langen Reise um die halbe Welt.

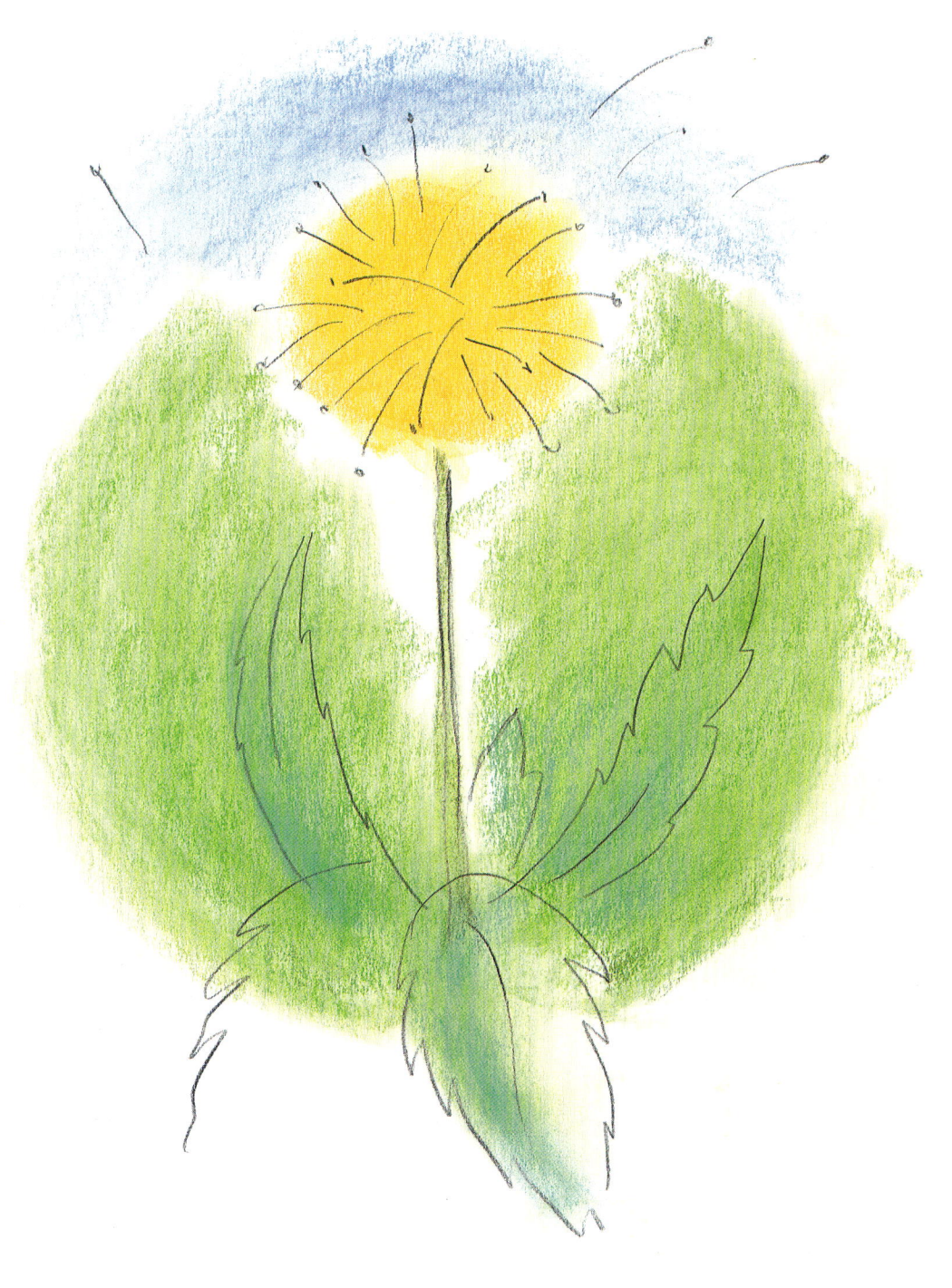

☆   Schwer liegt es auf der Erde. Es ist müde und schwer.
Fühl mal, wie schwer es ist.
Es sinkt tiefer und tiefer in die weiche Erde.
Es ist ruhig, es fühlt sich wohl.
Fühl mal, wie ruhig es ist, wie wohl es sich fühlt.
Vollkommen ruhig und entspannt ist es.   ☆

Nachdem es im Herbst seine neue Heimat kennengelernt hat, bereitet es sich auf einen langen Winterschlaf vor. Als der Winter das Land verlassen hat, naht der Frühling. An dem Felsen wächst über Nacht ein leuchtend gelber Löwenzahn. Er ist die schönste Blume weit und breit. Sein Gelb leuchtet weit in das Land hinein.
Er ist in den Bergen der erste Löwenzahn in der Reihe einer langen, glücklichen Familie.

Der schwarze Wal

Hoch oben im Meer des Nordens lebt ein schwarzer Wal. Er ist alt und gilt als sehr weise. Er hat viele Abenteuer in seinem langen Leben überstanden. Manch tiefe Narbe in seiner Haut zeugt von Kämpfen und Gefahren.

Der Wal ist ein Einzelgänger. Selten besucht er seine große Familie, die in vielen Meeren der Welt verstreut lebt.

Er liebt die unendliche Einsamkeit des Meeres, das am nördlichsten Punkt der Erde eiskalt ist. Eisblöcke in allen Größen schwimmen dort. Manche sehen wie prächtige Eispaläste aus, manche ähneln mehr Tier- oder Menschengestalten, andere wirken wie geheimnisvolle Fabelwesen. Sie schwimmen lautlos durch das Wasser, das blaugrün schimmert.

Von den Eisbergen lösen sich oft große Brocken. Dann grollt und stöhnt es fürchterlich. Krachen die abgebrochenen Eisblöcke ins Meer, dann schäumt dies unter gräßlichem Gekreisch und Geheul haushoch auf. Selbst die Fische und Seelöwen flüchten dann in die tiefste Tiefe des Meeres hinab, wo sie ungefährdet weiterschwimmen können. Der Wal kennt dieses Spiel der Eisberge schon seit vielen Jahren. Er hat keine Angst. Mit einem tiefen Schnauben dringt sein riesiger Körper pfeilschnell durch das Meer.

Er ist ein guter Beobachter dieser Welt. Er sieht und hört alles, er kennt alle Meeresbewohner.

Scheint die Sonne, taucht er aus der Dunkelheit des tiefen Meeres hinauf zur Wasseroberfläche. Sein dicker Rücken ragt dann aus dem Wasser. Er läßt sich von der Sonne wärmen. Der Wal traut sich auch mal in die Nähe der Strände, die dort oben im Norden menschenleer sind. Dort darf er aber nie in das flache Wasser geraten, sonst droht ihm Gefahr, wie ein Schiff zu stranden. Aus eigener Kraft könnte er dann seinen schweren Körper nicht mehr befreien. Doch der Wal ist ein erfahrener, kluger Meereskenner, der all diesen Gefahren aus dem Weg geht.

Als er eines Tages wieder die kurze Sonne des Nordens genießt und ihr seinen Rücken wohlig entgegenstreckt, hört er ein beunruhigendes Geräusch. Ein trompetenähnlicher Ton, den nur Wale in Bedrängnis ausstoßen. Er reckt sich aus dem Wasser und erblickt am nahen Strand einen kleinen, noch jungen Wal. Der stammt aus einer anderen Familie. An seiner grauen Haut läßt sich das erkennen.

Der junge Wal liegt hilflos auf dem nassen Sand außerhalb des Meeres. Er hat die Gefahr des flachen Wassers unterschätzt und ist auf dem Sand gestrandet. Alleine kann er sich nicht mehr helfen. Für den schwarzen Wal ist es nicht ungefährlich, so dicht an den Strand zu schwimmen, um seinen Artgenossen zu befreien. Vorsichtig schwimmt er zu dem Gestrandeten. Er nimmt dessen Schwanzflosse ins Maul und zieht ihn zum Meer hin. Das kostet ihm große Kraft. Ganz langsam nur kann der alte Wal den völlig erschöpften Jungwal ins Meer zurückschleppen.

> ☆ Das strengt ihn an.
> Er fühlt sich ganz schwer.
> Fühl mal, wie schwer er ist.
> Der ganze Körper ist schwer. ☆

Doch bald hat er es geschafft. Der kleine Wal rutscht wieder ins ungefährliche tiefe Wasser zurück. Nach einem »Dankeschön« schwimmt er zurück in seine heimischen Gewässer.

☆ Der alte, schwarze Wal genießt das sonnenwarme Wasser.
Er genießt die Wärme der Sonne auf seinem ganzen Körper.
Das entspannt ihn.
Sein Körper fühlt sich warm, gelöst und ganz entspannt an.
Fühl mal, wie warm, gelöst und entspannt er ist.

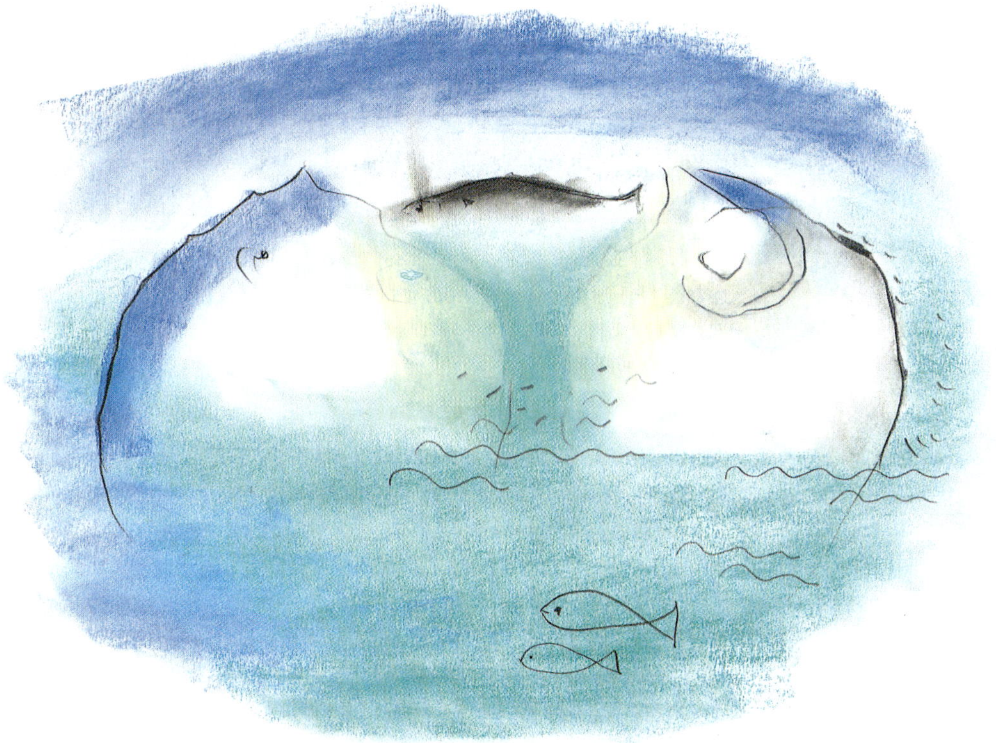

Der Elefant Indo

In einer großen Stadt in Indien, dem heißen Kontinent, lebt ein kleines Mädchen, dessen großer Reichtum ein Elefant ist. Dieser heißt Indo und gehörte dem verstorbenen Großvater des Mädchens. Selten gehört in Indien ein Elefant einem Mädchen. Der kluge Großvater hatte darauf bestanden, es zu seiner Erbin zu machen. So ist es unabhängig und kann sich seinen Lebensunterhalt selbst verdienen. Das ist in Indien nicht alltäglich. Indo ist ein zahmer, menschenfreundlicher Elefant. Er hat golddurchwirktes Saumzeug und einen Sattel, der wie ein kleines Häuschen auf seinem Rücken befestigt ist. Er spürt das kleine Mädchen kaum, wenn es auf seinem Rücken reitet.

Indo versteht die Sprache der Menschen. Er gehorcht aufs Wort. Indo und das Mädchen trennen sich nie. Sie schlafen unter hohen Palmen, die ihnen Schatten vor der sengenden Sonne bieten.

Sie leben sehr bescheiden. Beide leben vergnügt und munter. Ihren Lebensunterhalt verdienen sie sich durch allerlei Aufgaben. Reiche Leute lassen sich von Indo durch die Landschaft tragen. Sie fühlen sich zu fein, um sich die Füße auf den staubigen Wegen zu beschmutzen. Touristen aus anderen Ländern lassen sich zu vielen Sehenswürdigkeiten tragen. Doch auch schwere Lasten muß Indo manchmal tragen.

Indo und das Mädchen verdienen wenig, aber sie leiden keine Not. Das Mädchen reitet gerne zu dem nahe gelegenen Fluß. Dort tummeln sich beide im kühlen, erfrischenden Wasser. Indo saugt mit seinem großen Rüssel Wasser auf und prustet es unter lautem Trompeten auf seinen Rücken.

Im Monsun, der Regenzeit, stürzen ungeheure Wassermassen vom Himmel. In dieser Zeit suchen das kleine Mädchen und der Elefant ihr Lager unter der Palme nachts nicht auf. Dort sind sie nicht mehr sicher, sondern ungeschützt den Regenströmen ausgesetzt. Auch die Lehmhütten der Nachbarn bieten kaum einen Schutz.

Das kleine Mädchen denkt in aller Ruhe über das Problem nach. Es erinnert sich, daß es an einer Flußbiegung angeschwemmte Baumstämme gesehen hat. Diese geben ein gutes Baumaterial für eine kleine, feste Hütte. Sie reitet auf Indo zum Fluß. Der schwillt während des Monsuns so an, daß sein eigenes Flußbett kaum für all die Wassermassen ausreicht. Er flutet dann über die Ufer und ergießt sich über die Felder. Sein mitgeführter Schlamm wird dort zu einem guten Dünger für die Saat.

Indo und das Mädchen finden die Flußbiegung, in der sich Baumstämme in allen Größen angesammelt haben. Indo schleppt nun Stamm für Stamm zurück an den Platz unter den Palmen. Wieder und wieder muß er die lange Strecke mit dem schweren Holz bewältigen. Das Mädchen baut mit Hilfe der Nachbarn eine feste Hütte. Das Dach aus dicken Baumstämmen wird noch mit Palmblättern gedeckt. Das neue Haus ist nun regensicher. Neben der Hütte wird ein Stall für Indo gebaut, der ihm in der Regenzeit Schutz bietet. Alle sind mit ihrer Arbeit zufrieden.

✮ Indo hat harte Arbeit geleistet, seine Glieder sind schwer geworden.
Seine Glieder, sein Körper sind ganz schwer.
Fühl mal, wie schwer sein Körper ist.
Sein Körper ist ganz schwer.
Indo legt sich auf sein Lager unter den Palmen und genießt die Ruhe.
Ganz ruhig und entspannt ist er nun.
Er ist ganz gelöst, entspannt und ruhig.
Fühl mal, wie gelöst, entspannt und ruhig er ist.
Ganz ruhig, entspannt und gelöst.

Fellachen, die Bauern am Nil

Ägypten ist ein Land im fernen Kontinent Afrika. Dort regierten vor vielen tausend Jahren Pharaonen, die Könige vom Nil. Sie waren mächtige Herrscher und führten Kriege in vielen Ländern. Sie brachten große Schätze in ihr Land. Ihre Kultur stand in hoher Blüte. Noch heute bewundern wir viele Zeugnisse ihrer großen Baukunst. Ihre Grabmäler setzen die Menschen in großes Erstaunen. Wir finden sie unter der Erde, tief im Sand versteckt, oder über der Erde. Das sind die berühmten Pyramiden in der Nähe Kairos, der heutigen Hauptstadt von Ägypten. Sie haben fast unbeschadet die Jahrtausende überstanden. Ungezählte Quadersteine liegen fast zweihundert Meter übereinander geschichtet. Kein Mörtel oder Sand verbindet sie miteinander. Stein liegt auf Stein, fest und ohne Zwischenraum. Viele der Steine sind größer als ein Mensch. Tausende von Sklaven haben sie in der heißen Sonne Ägyptens geschleppt. Viele von ihnen haben diese Arbeit nicht überlebt. In dieser Zeit gab es keine Maschinen, die die Arbeit erleichtert hätten. Die Steine wurden aus großen Steinbrüchen geschlagen und auf langen Flußwegen und zu Land transportiert. Dies geschah alles nur mit der Kraft von Menschen.
Tief im Innern der Pyramiden sind die Grabstätten der Pharaonen versteckt. Sie fürchteten sich vor den Blicken der Menschen in ihrem Leben nach dem Tod. Keiner sollte ihre Totenruhe stören. Deshalb haben sie ihre Gräber so gut verborgen, daß wir heute noch viele nicht finden können. Auch in früheren Zeiten schon wurden die Gräber von Räubern geplündert und geschändet. Die Archäologen, die Wissenschaftler, die sich mit der Vorzeit der

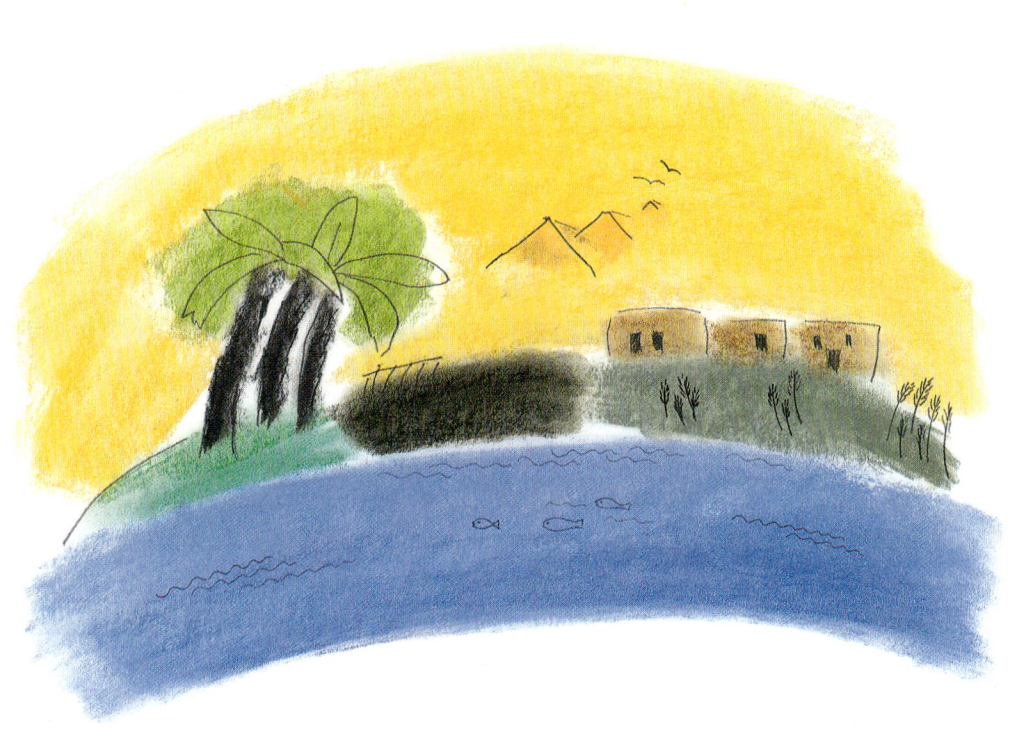

Menschheit beschäftigen, finden oft nach jahrelanger Suche nur ein leeres, ausgeraubtes Grab.

Um für das Leben nach dem Tod gerüstet zu sein, wurden die Gräber mit allem eingerichtet, was man zum Leben braucht. Mumien, einbalsamierte Körper, schlafen die ewige Ruhe in kostbaren Särgen.

Der Nil, der viele Länder durchfließt, ist die wichtigste Lebensader. Nur in seiner Nähe gedeihen Pflanzen und gibt es Leben. Er durchfließt große, kahle Wüstengebiete. In dem schmalen, grünen Streifen an seinem Ufer lebt eine Fellachenfamilie, das sind ägyptische Bauern. Sie kleiden sich wie ihre Vorfahren in den Zeiten der Pharaonen. Sie tragen fußlange, dünne Gewänder aus Baumwolle. Diese bauen sie auf ihren Feldern an und verkaufen sie in alle Welt. Ihren Kopf halten sie mit Baumwolltüchern vor der Sonne geschützt.

Die ganze Fellachenfamilie arbeitet auf ihren kleinen Feldern. Sie werden mit dem fruchtbaren Nilschlamm gedüngt. Der ganze Stolz der Fellachenfamilie ist ein Kamel mit weißem Fell. Es wird wie ein Kind der Familie behütet und gepflegt. Bei der Feldarbeit hilft es, es dreht die Wassermühle und wird auch als Reitkamel benutzt. Es ist ein genügsames Tier. Die Kinder lieben es, auch wenn es manchmal sehr eigenwillig ist. Ab und an verweigert es jede Arbeit. Es bleibt störrisch liegen und ist nicht zu bewegen, aufzustehen. Nur die jüngste Tochter der Familie kann es dann beeinflussen. Sie flüstert ihm etwas ins Ohr. Mit kräftigem Schütteln steht das Kamel dann auf. Die Geschwister möchten zu gerne wissen, was das kleine Mädchen flüstert. Aber das bleibt sein Geheimnis. Eines Tages ist im Dorf große Unruhe. Wissenschaftler aus vielen Ländern der Welt sind in das Dorf gereist. Sie hörten von dem verborgenen Grab eines Pharaos. Sie machen sich auf die Suche. Dazu brauchen sie die Hilfe der Fellachen. Das kleine Mädchen möchte ihnen helfen, denn es will für seine Familie etwas mitverdienen.

Es führt das Kamel zum Lager der Archäologen außerhalb des Dorfes. Nach langem Suchen haben diese einen riesigen Stein im Sand gefunden. Dort ist er tief und unbeweglich vergraben. So viele Menschen es auch versuchen, er läßt sich nicht bewegen. Das kleine Mädchen bietet das Kamel zur Hilfe an. Dicke Seile werden nun um den Stein geschlungen und mit dem Geschirr des Kamels verbunden.

Auf Zuruf des Mädchens zieht das Kamel kräftig am Stein. Es zieht mit Leibeskräften. Aber der Stein bewegt sich nicht. Nach langem Bemühen bewegt er sich ein wenig. Wieder zieht das Tier mit all seinen Kräften. Und plötzlich sehen alle, wie sich der Stein ganz langsam aus dem Sand herauslöst. Ein letzter Ruck, und es ist geschafft. Der Stein ist aus dem Sand und hinterläßt eine tiefe Öffnung in der Erde.

Das Kamel hat seine Aufgabe erfüllt. Es wird mit kühlem Wasser belohnt. Es legt sich müde in den Sand.

☆   Es liegt schwer im Sand.
      Seine Glieder sind schwer. Sein ganzer Körper ist schwer,
      ganz schwer.
      Fühl doch mal, wie schwer er ist.
      Der Sand ist wohlig warm.
      Die Wärme strömt durch den ganzen Körper.
      Fühl doch mal, wie warm er ist.
      Der ganze Körper ist warm.
      Ruhig und entspannt ist es. Gelöst, entspannt und ganz ruhig.
      Fühl mal, wie gelöst, entspannt und ruhig es ist.
      Es schließt die Augen und beginnt zu träumen.
      Willst du wissen, was es träumt?
      Es träumt vom Grab des Pharao.
      Doch das ist eine andere Geschichte …   ☆

Die Salzkarawane

In einem Land im Norden Afrikas leben viele der Bewohner an der Meeresküste. Sie leben vor allem vom Fischfang. Dieser wird mit den Jahren immer schwieriger, da viele Fische das Meer verlassen haben. Eine wichtige Einnahmequelle ist jetzt die Gewinnung von Meersalz. An manchen Küstenstellen sieht es aus, als hätte es geschneit. Schneeweißes Salz liegt zum Trocknen in der Sonne. Das Meerwasser wird in viele, flache Becken geleitet. In der großen Hitze trocknet das Wasser aus, und zurück bleibt das Salz des Meeres. Salz ist in diesen Gebieten noch immer kostbar und dient dem Handel, der sich über das ganze Land erstreckt. Im Innern des heißen Landes, weit von der Küste entfernt, können die Menschen kein Salz, das sie zum Leben brauchen, gewinnen. Die Salzkarawanen, die durch das ganze Land ziehen, bringen es tief in den Süden. Das an der Küste gewonnene Salz wird zu großen Steinen gepreßt. So ist es für den Transport durch die Kamele der großen Karawanen, die durch die Wüste ziehen, gut geeignet. Diese Reisen dauern viele Wochen. Weite Strecken durch die Wüste müssen durchquert werden. Es ist ein schweres und mühsames Unternehmen. Kurze Aufenthalte in den Oasen sind angenehme Unterbrechungen der Reise. Dort können sich Mensch und Tier ausruhen und zu neuen Kräften kommen. Die Oasen sind grüne Inseln in dem unendlichen Gelb der Wüste. Sie besitzen lebenspendende Quellen. Versiegen diese, müssen Menschen und Tiere den Ort verlassen, und bald ist er wieder ein Teil der Wüste.

Die Salzkarawanen bedeuten für die Oasenbewohner eine unterhaltsame Unterbrechung ihres einsamen Alltags. Am Abend sitzen

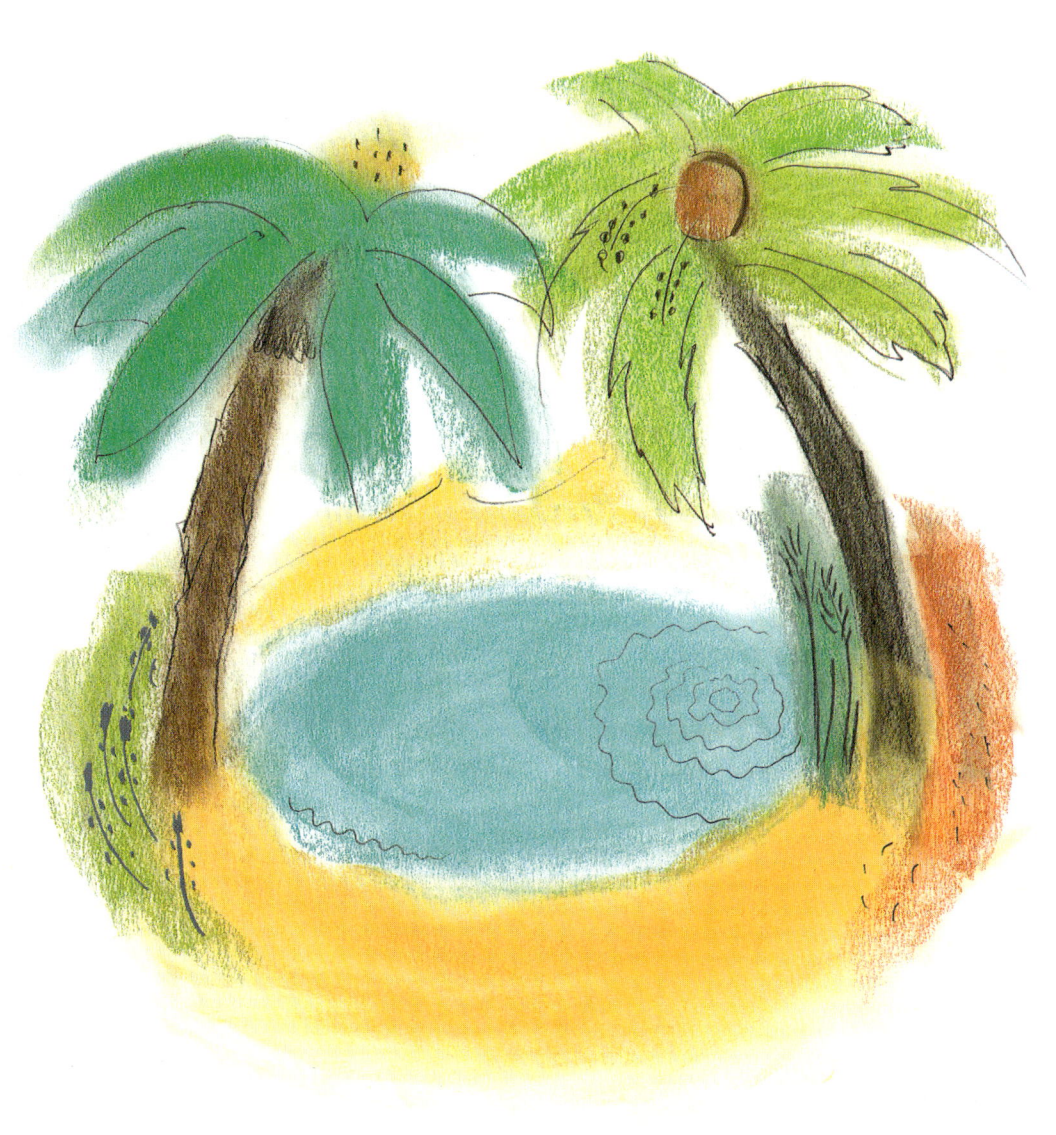

alle um ein Feuer herum. In kleinen Gläsern wird würziger Pfefferminztee getrunken, und die neuesten Nachrichten werden ausgetauscht. Vor dem Einschlafen werden Märchen erzählt, die schönsten Märchen des Landes. Das verhilft zu einem tiefen, erholsamen Schlaf. In den Träumen spielen die Märchen dann noch weiter.

Am nächsten Morgen, solange die Luft noch angenehm kühl ist, zieht die Karawane weiter. Sie hat sich mit frischem Wasser versorgt.

Hinter der Oase beginnt wieder die Wüste. Steinwüsten werden bald von hohen, gelben Sandhügeln abgelöst. Es ist mühsam, sie zu überqueren. Die Tage sind heiß, die Nächte kalt. Die Männer der Karawane schützen sich vor der glühenden Sonne mit langen Gewändern aus Baumwolle. Diese heißen Kaftane und reichen bis zu den Füßen. Ihren Kopf umwickeln sie mit Tüchern zu Turbanen. Am Bauch der Kamele hängen die Lederflaschen für das Wasser. Sie halten das kostbare Naß während der Reise frisch. Ohne Wasser wäre die Karawane verloren. Es wird nur in kleinen Schlucken genossen.

In früheren Zeiten wurden die Karawanen oft von fremden, räuberischen Stämmen überfallen. Sie nahmen das wertvolle Salz als Beute mit. Manch ein Beduine verlor dabei auch sein Leben. Die Beduinen, die Wüstenwanderer, sind deshalb noch heute bewaffnet. Ihre schön verzierten Gewehre sind ihr ganzer Stolz. Zur Abwechslung der eintönigen Reise unterhalten sie sich gerne mit Wettrennen. Die Pferde und Reitkamele tragen die wildesten Jagden im heißen Sand aus. Die Männer feuern mit ihren Gewehren in die Luft. Bei dem Rennen fliegt der Sand hoch in die flirrende Luft. Die Männer stoßen gellende Schreie aus.

Am Abend, wenn die Sonne wie ein riesiger Feuerball hinter den Sandbergen versunken ist, sitzen alle um ein Feuer. Die Kamele liegen erschöpft im Sand. Dieser hat noch die Wärme des Tages gespeichert. Die Menschen lehnen sich an die warmen Rücken der Tiere. Und wieder wird Tee getrunken.

Die Nacht bricht ohne Dämmerung ein. Schwarz scheint der Himmel zu sein. Doch bei längerem Hinschauen erkennt man ein tiefes Blau. Sterne funkeln wie Millionen Lichter. Der Mond scheint in einem weißen, kühlen Licht. Müde liegen Mensch und Tier im Sand.

☆ Ihre Glieder sind schwer. Ihr ganzer Körper ist schwer, ganz schwer. Schwer liegen sie im Sand. Sie sinken tief hinein.
Fühl mal, wie schwer sie sind.
Die Glieder, der ganze Körper ist schwer.
Langsam entspannen sich die Glieder. Der Körper ist entspannt.
Die Wärme des Sandes dringt in den Körper.
Wohlig warm sind die Glieder, der ganze Körper.
Fühl mal, wie angenehm warm der ganze Körper ist.
Wohlig warm ist der ganze Körper.
Tiefe Ruhe liegt über allem.
Alle sind entspannt, gelöst und ruhig.
Fühl mal, wie ruhig, entspannt, gelöst sie sind.

Der fliegende Teppich

Im Osten geht die Sonne auf. Dort ist das Morgenland, der Orient. Die Menschen sprechen eine andere Sprache, haben andere Gebräuche und oft auch andere Kleidung. Die alten Männer tragen Kaftane, das sind lange Gewänder, und einen Turban. Manchmal bedeckt auch der Fes, ein kleiner, runder, roter Filzhut den Kopf.

Die Menschen beten zu einem anderen Gott. Ihr Gotteshaus nennen sie Moschee. Ihr Pfarrer heißt Imam.

Im Morgenland werden die schönsten Teppiche der Welt geknüpft. Auch viele Kinder sitzen vor den alten, hölzernen Webstühlen. Das Teppichknüpfen ist eine schwere Arbeit. Aus vielen Tausenden von Knoten besteht solch ein kostbarer Teppich. Seine Wolle wird aus dem Fell der Bergschafe gewonnen und die Farben aus Pflanzen und Mineralien. Das gibt besonders schöne Farben, die noch nach vielen Jahren frisch leuchten. Die Muster der Teppiche sind sehr alt. Menschen in aller Welt erfreuen sich an den Teppichen aus dem Orient. In alten Zeiten gab es Fürsten, die sich die herrlichsten Paläste bauen ließen. Sie waren mit vielen Kostbarkeiten und den schönsten Teppichen aufs prächtigste geschmückt.

In den Moscheen liegen Teppiche, die nie mit Schuhen betreten werden dürfen.

Ein Palast ist besonders schön. Blühende Gärten mit hohen Palmen umgeben ihn. Exotische Vögel und andere Tiere bewegen sich frei in den Gärten, in denen das Wasser der Marmorbrunnen in der Sonne glitzert. In jedem der abertausend Wassertröpfchen spiegelt sich die Sonne. Es sieht aus, als ob ungezählte Edelsteine in den Farben des Regenbogens in der Luft schweben würden.

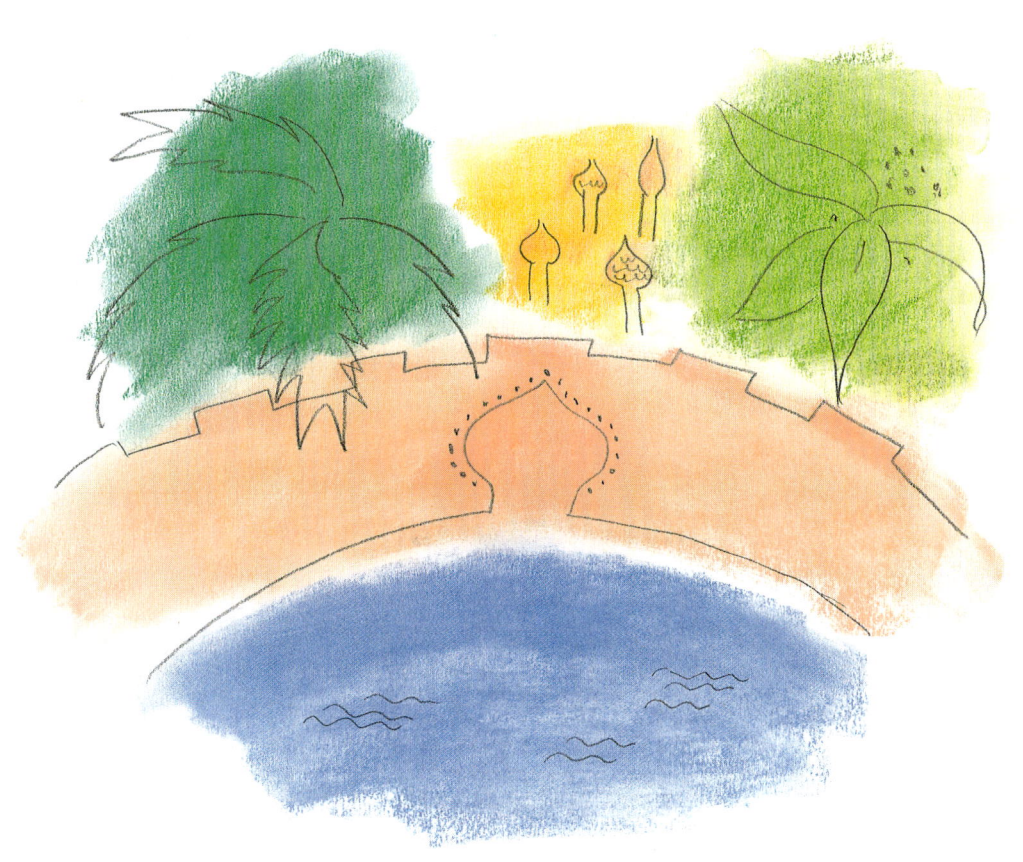

Im Hof des Palastes liegt ein großer Teppich. Es ist ein fliegender Teppich. Du setzt dich auf ihn, konzentrierst dich, und schon hebt er ab zu einer Reise, wohin deine Phantasie dich trägt.

☆   Du sitzt auf dem fliegenden Teppich.
Fühl einmal mit deinen Händen die feine Wolle.
Sieh die schönen Farben und Muster an.
Du fühlst, wie der Teppich sanft vom Boden abhebt.
Du sitzt sicher und geborgen auf dem Teppich.
Er beginnt zu fliegen.
Du bist ganz ruhig und entspannt.
Die Sonne wärmt dich.
Sie wärmt die Glieder, den ganzen Körper.
Angenehm warm ist die Sonne.
Ein leichter, kühler Wind streicht über deine Stirn.
Du fühlst, wie wohlig warm dein Körper ist.
Deine Stirn ist angenehm kühl.
Laß deinen Teppich durch die Kraft deiner Phantasie
durch die weite Welt fliegen, wohin du willst.
Schau dir alles auf deiner Reise an. Du siehst so vieles.
Du fühlst dich ruhig, sicher, geborgen und ganz entspannt.

Der Traum vom Pharaonengrab

Ein Junge, der in einer Salzkarawane mitzieht, schläft am Abend als erster ein. Der lange, mühsame Weg durch den heißen Sand der Wüste hat seine Kräfte verbraucht. Ein tiefer Schlaf wird sie wieder auffüllen.

☆ Er liegt müde und schwer auf seinem buntgewebten Teppich,
der auf dem Sand liegt.
Sein Körper sinkt tief in den weichen Sandboden hinein,
auf dem der Teppich liegt.
Gelöst und entspannt sind seine Glieder, sein ganzer Körper.
Der Sand ist noch warm von der Sonne des Tages.
Sein Körper ist warm, wohlig warm.
Fühl mal, wie gelöst, entspannt und wohlig warm er ist.
Er beginnt zu träumen.   ☆

Vor seinem inneren Auge, in seiner Phantasie taucht eine Stadt aus der Zeit der Pharaonen auf. Die Königsstadt ist im Tal des Nils gebaut. An einer langen, mit Marmor gepflasterten Straße stehen steinerne Löwen. Sie gelten als Wächter dieser Stadt. Es sind heilige Tiere. Dahinter reihen sich Paläste und Tempel der Pharaonen. Noch nie sah der Junge solch eine verschwenderische Pracht.
Die Hütten der einfachen Leute stehen weit hinter den Palästen. Sie sind mit Ziegeln aus Nilschlamm gebaut. Sie sind klein und wenig ansehnlich. Im Laufe der Zeit werden die trockenen Ziegel verfallen. Mit ihnen werden auch die Menschen verschwinden.
Arme und Reiche glauben an ein Leben nach dem Tode. Der Pharao bereitet dies sorgfältig vor. Er läßt sich ein prunkvolles Grab bauen.

Diese Wohnungen für das Leben nach dem Tod werden mit allem Prunk und aller Pracht ausgestattet. Kostbare Möbel und Kunstschätze birgt so ein Grab. Die Wände sind mit Schriftzeichen, mit Hieroglyphen bedeckt. Sie erzählen vom Leben des Pharaos, von seinen Siegen und guten Taten. Reich geschnitzte Truhen aus duftendem Holz sind mit Gold und Edelsteinen gefüllt. Sie sollen den Pharao in seinem Leben nach dem Tod Wohlstand und Reichtum versprechen. Kleine Figuren aus Ton ersetzen den Diener.

Der Körper des toten Herrschers wird einbalsamiert. So soll er die Zeiten überstehen. Der Tote wird in einem buntverzierten Holzsarg beerdigt. Dieser steht in einem weiteren Sarg aus purem Gold. Über all dem wird ein großer Marmorsarkophag gebaut. So soll der Pharao in ewigem Frieden ruhen.

Der träumende Junge aus der Salzkarawane steht vor dem Grab des letzten Pharaos. Er ist geblendet von all der Pracht und Herrlichkeit. Kein Mensch darf je etwas aus einem Königsgrab mitnehmen. Der Junge widersteht den goldenen Versuchungen und verläßt die Grabstätte. Als er sich noch einmal umdreht, findet er vor dem Grab einen kleinen, blauen Skarabäus, einen Glückskäfer mit magischen Kräften. Er wird den Jungen beschützen und Glück bringen.

Als am nächsten Morgen der Junge nach seinem Traum erwacht, hält er einen kleinen, blauen Stein in seiner Hand.

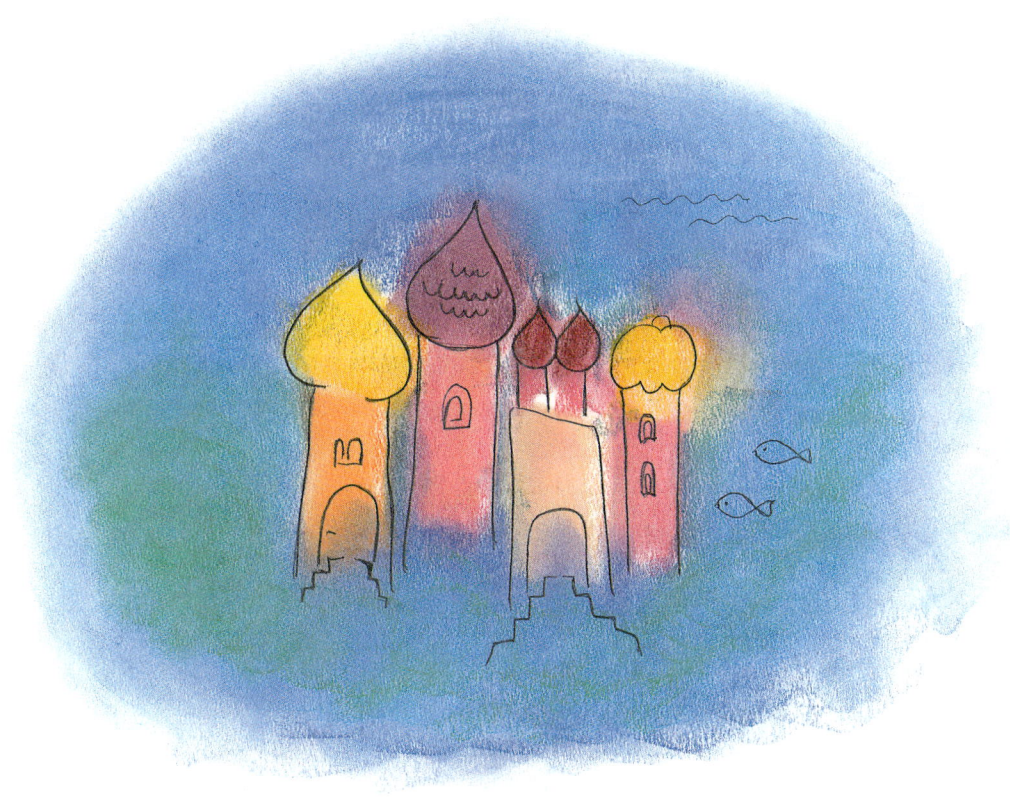

Die Froschkönigin

In dem blauen See des Südens lebt seit langer, langer Zeit die Froschkönigin. Sie wohnt allein in einem Korallenpalast, und das macht sie oft traurig. Sie hat vor vielen Jahren einen Froschchor gegründet, der in vielen Teilen der Welt singt. Die Frösche geben ihre Konzerte auch im Land der Menschen. Aber den meisten dort fehlt das rechte Ohr für die Froschmusik. Sie meinen, die Frösche quakten nur. Das sei keine wohltönende Musik, sondern nur mißliche Töne. Die seien besonders in der Nacht sehr störend, da sie einen geruhsamen Schlaf verhindern. Die Frösche können das nicht

73

verstehen, denn in der Welt der Tiere bewundert man ihre Musik. Sogar die Fische lieben die Froschchöre.

Prinzessin Goldhaar erinnert sich an ihr Versprechen. An dem Geburtstag, an dem sie volljährig wird, darf sie das Schloß verlassen. Dann wird sie sich auf die große Reise begeben, um die Froschkönigin zu suchen.

Eines Tages ist es soweit. Goldhaar bekommt einen Wagen mit zwei weißen Hirschen vorgespannt. Doch die Reise wird lang. Die sieben Berge sind sehr hoch. Die Hirsche haben große Mühe, den Wagen zu ziehen.

☆ Sie spüren, wie schwer der Wagen mit der Zeit wird.
Sie fühlen schwer ihre Schultern, auf denen noch
die goldenen Geschirre liegen.
Fühl mal, wie schwer die Schultern sind.
Vom langen Laufen über all die Berge werden auch
die Beine schwer.
Fühl mal, wie schwer sie sind.
Der ganze Körper wird schwer.
Fühl mal, wie schwer er ist. ☆

Nach dem siebten Berg ist die Reise zu Ende. Die Hirsche sind sehr müde und erschöpft. Sie werden vom Wagen und dem Geschirr befreit.

☆ Jetzt fühlen sie sich sehr erleichtert.
Der ganze Körper ist gelöst und entspannt.
Fühl mal, wie gelöst und entspannt er ist. ☆

Die Hirsche fühlen sich wohl in ihrer Haut. Sie ruhen im weichen Heu aus und träumen ein wenig.

Die Prinzessin muß nun noch die fünf Meere überqueren. Ein Boot aus Muscheln steht bereit. Ein Delphin wird zum Ziehen vorgespannt. Fische, auch einige Seepferdchen, begleiten Goldhaar auf ihrer Reise.

☆   Die Sonne scheint, es ist ein schöner Tag.
           Dem Delphin ist es wohlig warm.
           Fühl mal, wie warm es ist.   ☆

Die Reise über die fünf Meere ist abwechslungsreich. Es gibt viel zu sehen.

☆   Schau einmal, was es alles zu sehen gibt.   ☆

Langsam wird der Delphin müde. Er spürt, wie schwer das Muschelboot ist.

☆   Er fühlt, wie schwer sein Körper ist, ganz schwer.
           Fühl mal, wie schwer er ist.   ☆

Im fünften Meer endlich findet Goldhaar das Korallenschloß der Froschkönigin. Die Prinzessin berichtet ihr von der Einsamkeit des Froschkönigs. Die Königin ist bereit, seine Frau zu werden, wenn er ihr gefällt.
Sie ruft mit einer großen Meeresmuschel den Seeadler. Der nimmt sie auf seine breiten Flügel und bringt beide sicher in das Schloß von Prinzessin Goldhaar.
Dort ist die Freude groß. Die Froschkönigin taucht hinab in das dunkle Wasser. Bald tauchen beide Frösche strahlend wieder auf. Sie gefallen sich und beschließen ein großes Fest zu feiern. Alle Frösche singen im Chor das Hochzeitslied. Und den Menschen klingt es wohl im Ohr. Noch lange kann man die Klänge über dem Wasser des Sees hören.

Die Schlittenfahrt

Es ist ein schöner Tag im Winter. Der Wind hat den Himmel blank gefegt. Er strahlt im klarsten Blau. Über Nacht ist Schnee gefallen. Die Schneeflocken rieseln so leise, daß niemand sie hört. Der Boden ist gefroren, so bleibt der Schnee liegen. Auf den Dächern der Häuser liegen dicke Hauben aus Schnee. Es sieht aus, als hätten die Dächer Mützen auf, die jeden Moment herunterzufallen drohen.

Die Wege sind weiß. Die Fußspuren erscheinen wie schwarze Muster. Die kahlen Äste der Bäume und jeder trockene Grashalm sind schneeumhüllt. Alles wirkt wie verzuckert. Die Zäune sind mit kleinen Eiskristallen umkleidet. Eiszapfen hängen an Regenrinnen.

Die Kinder freuen sich, möchten hinaus aus der Stadt ins Gebirge, wo es lange Rodelbahnen gibt.

Stell dir vor, du bist im Gebirge. Du ziehst deinen Schlitten hinter dir her, seine Schnur fest in deinen Händen. Zwischen hohen Tannen geht dein Weg. Du kommst zu einem freien Feld, das wie ein riesengroß ausgelegtes Bettuch aussieht. Es glänzt in der Sonne, es blendet fast die Augen. In den winzigen Eiskristallen spiegelt sich das Licht der Sonne wider.

Hinter dem freien Feld, du kannst weit in die Landschaft sehen, erhebt sich ein Berg. Dort ist die Rodelbahn, auf die du dich freust.

Du steigst langsam, den Schlitten in deinen Händen, den Berg hinauf.

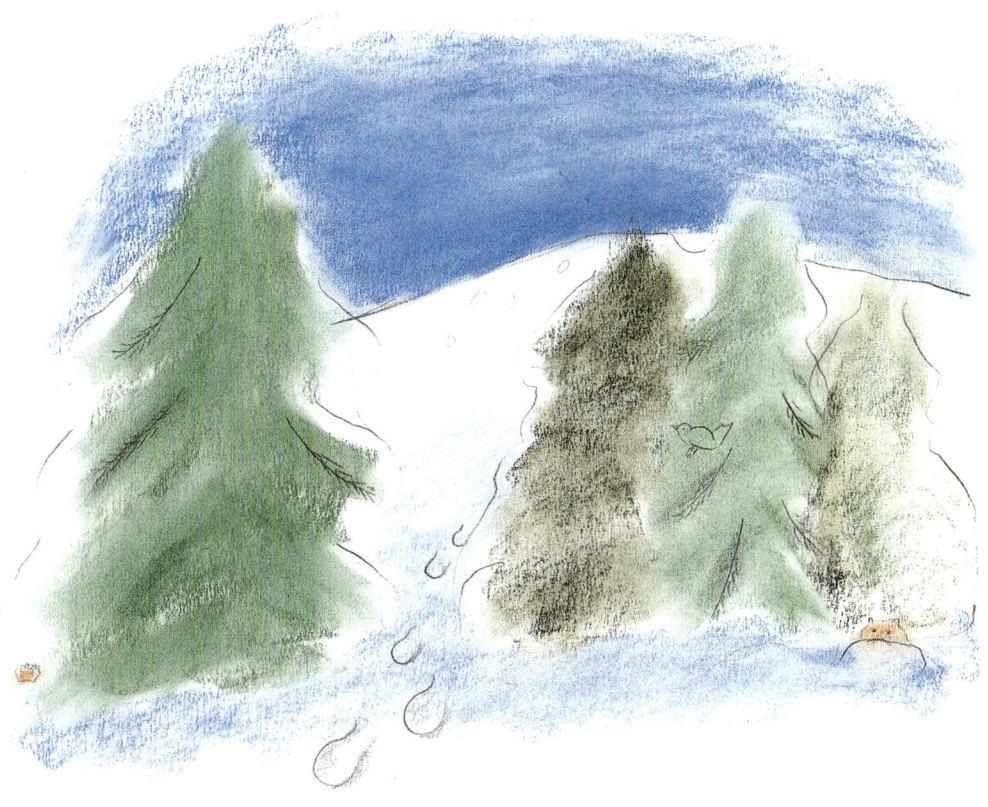

☆   Die Wege sind noch nicht geräumt, und so müssen sich
die Füße den Weg durch den tiefen Schnee bahnen.
Mühsam ist es.
Der Schlitten wird immer schwerer in deiner Hand.
Du spürst, wie schwer deine Hände und Arme werden.
Deine Hände und Arme sind schwer, ganz schwer.
Deine Schultern werden schwer, ganz schwer.
Du fühlst auch die schweren Stiefel an deinen Füßen.
Deine Füße und Beine sind ganz schwer.
Dir wird warm vom Bergsteigen.
Du hast einen dicken Winteranzug an,
und dein Körper wird warm, ganz warm.
Über deine Stirn weht ein kühler Wind.
Deine Stirn ist angenehm kühl.

Bald hast du die Spitze des Berges erreicht.
Du hast eine weite Sicht über das ganze Land.
Deine Augen können unbegrenzt schauen.
Du kannst vieles sehen.
Schau dir alles in Ruhe an.
Du sitzt auf deinem Schlitten und ruhst dich aus.
Dein Atem geht ganz ruhig.
Er kommt und geht in großer Ruhe.
Dein Körper ist entspannt, gelöst.
Du bist ganz ruhig und entspannt.
Du fühlst dich wohl.   ☆

Wann immer du willst, rodelst du den Berg hinab. Du genießt die Fahrt ohne jede Angst. Es ist ein großes Vergnügen, den Berg hinabzurodeln. Der Wind weht um die Nase.

☆   Du bist warm eingepackt in deinem Winteranzug.
Deine Hände sind in dicken Wollhandschuhen und
deine Füße in warmen Pelzstiefeln.
Dir ist wohlig warm.
Du genießt die Fahrt, den schönen Tag im Winter.

Die Nachtwanderung

Eine kleine Gruppe von Mädchen und Jungen freut sich auf eine Nachtwanderung. Sie verlassen ihren Ort und erreichen bald den Wald, um den sich allerlei Sagen und Märchen ranken. Es ist eine mondhelle Nacht. Der Mond scheint so hell, daß der Weg ohne Mühe zu finden ist. Er windet sich durch einen dunklen Tannenwald. Die Tannen stehen so dicht, daß nur schmale Lichtstrahlen des Mondes hindurchfallen können. Im dichten Unterholz verbergen sich gerne die Wildschweine, die die Menschen meiden. Im Wald findet man manches Mal feuchte, verwühlte Mulden. Dort suhlen sich die Wildschweine mit großem Genuß. Die Wildschweinkinder haben helle Flecken auf ihrem Rücken. Wieselflink rennen sie hinter ihren Eltern her.
Der Eichelhäher mit seinem blau blitzenden Gefieder ist der Wächter des Waldes. Sein schriller Schrei warnt alle Tiere.
Die Rehe verbergen sich im dichten Grün der Büsche. Rotbraune Füchse graben ihre Höhlen tief in die Erde.
Auf einer uralten Eiche, deren Rinde schon tiefe Risse hat, wohnt die alte Eule. Sie hat schon viel erlebt. Mit ihren scharfen Augen, die vorzüglich im Dunkeln sehen können, entgeht ihr nichts im Wald. Sie ist über alles gut informiert.
Auf dem Boden laufen die geschäftigen Ameisen herum. Sie sind immer in großer Eile und gönnen sich kaum einmal Ruhe.
Fliegenpilze mit ihren rot-weißen Köpfen bringen Farbe ins Grün des Waldes. Meistens stehen sie im dichten, dunkelgrünen Moos.

☆ Die Kinder sehen auf ihrer Wanderung viele interessante Dinge. Schau doch mal, was es so alles zu sehen gibt. ☆

Es wird Zeit zur Nachtruhe. Alle helfen beim Aufbau des Zeltes und dem Aufblasen der Luftmatratzen.
Bald brennt ein Lagerfeuer, um das alle im Kreis herumsitzen. In der Glut rösten sie ihr Brot. Sie fühlen sich wohl und satt.
Als alle Kinder geborgen und warm in ihren Schlafsäcken ruhen, erzählen sie sich die schönsten Geschichten zur guten Nacht.
Die Kinder sind müde von der langen Wanderung.

☆ Ihre Glieder sind schwer, der ganze Körper ist schwer.
Fühl mal, wie schwer er ist.
In dem Schlafsack ist es kuschelig warm.
Die Wärme strömt durch den ganzen Körper.
Fühl mal, wie wohlig warm es ist.
Die Kinder sind ganz ruhig und entspannt.
Ihr Atem geht ganz ruhig.
Am Himmel leuchten die schönsten Sterne.
Sterne in allen Größen und Farben.
Schau doch mal, wie schön die Sterne leuchten.
Such dir einen Stern ganz für dich alleine aus.
Es ist dein Stern, der dich in deinem Schlaf behütet.
Er wünscht dir eine gute Nacht und die schönsten Träume. ☆

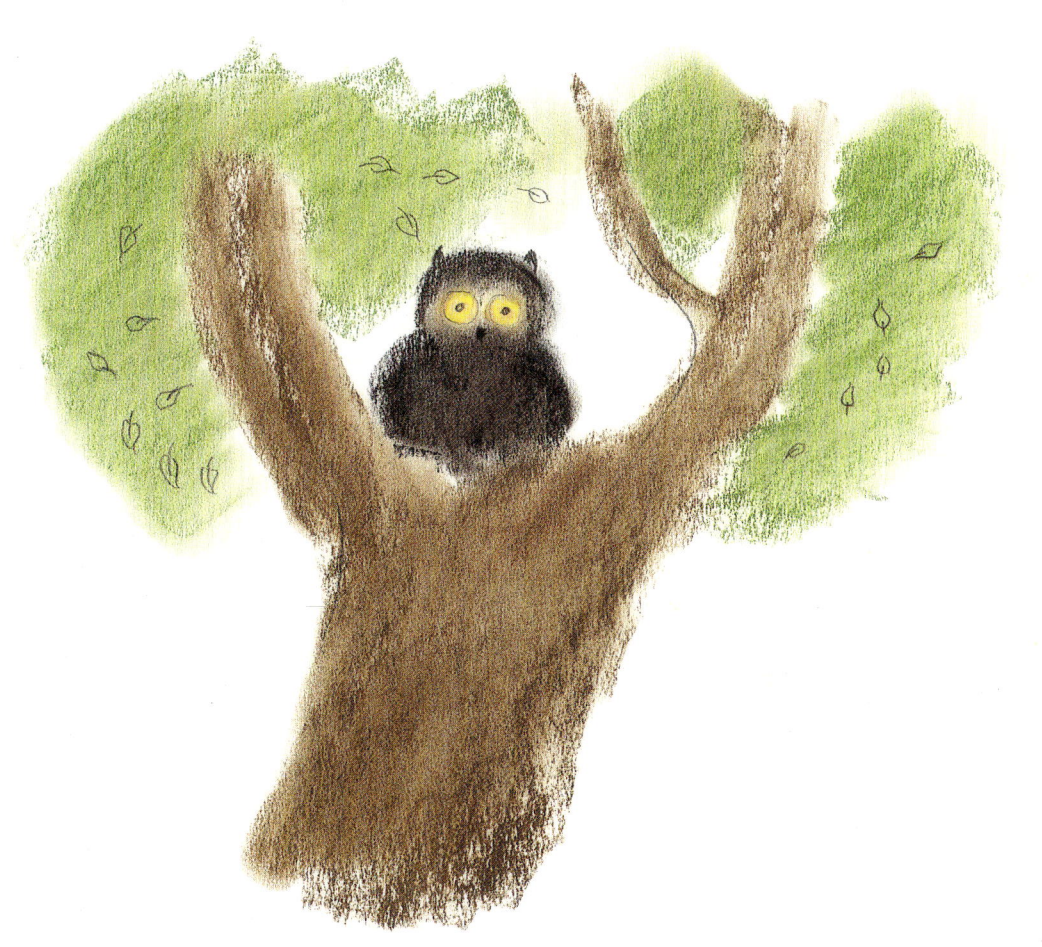

Der Regenbogen

Es ist ein schöner Sommertag. Die Luft fühlt sich auf der Haut weich und warm an.

Am Himmel sind dicke, helle und dunkle Wolken. Es sieht aus, als würden sie im Blau des Himmels wie große, ungelenke Wolkenschiffe schwimmen. Es wird wärmer. Die Wolken dehnen sich aus, sie werden immer größer. Es wird bald ein Gewitter geben. Von fern ist schon ein dumpfes Grollen zu hören. Das Gewitter rückt näher. Es klingt, als ob auf einer Kegelbahn im Himmel dicke Steine rollten. Ein Blitz zuckt über den Himmel. Es beginnt zu regnen. Bald ergießen sich Ströme von Regen auf die Erde, die das Naß gierig aufsaugt.

So schnell, wie das Gewitter gekommen ist, so schnell endet es auch wieder. Der Wind hat alle Wolken weggeblasen. Nur eine dicke, graue Wolke fliegt noch schnell hinter den anderen her. Sie hat zu neugierig zur Erde geschaut, um zu sehen, wohin all die Regenströme fließen.

☆   Denk dir mal aus, wohin all der Regen fließt.   ☆

Plötzlich spannt sich ein Regenbogen über das Land. Seine Farben sind klar und leuchtend. Er ist wunderschön.

☆   Schau mal, wie bunt und schön der Regenbogen ist,
        wie seine Farben leuchten.
        Du siehst die Farben vor deinem inneren Auge.
        Es ist, als ob sie dich ganz ausfüllen.   ☆

Die bunten Luftballons

Auf einem Festplatz steht ein alter Mann neben einem Karussell. In seinen Händen hält er ein dickes Bündel Luftballons. Die langen Schnüre, an denen diese festgebunden sind, wiegen sich in der Luft hin und her. Es ist, als tanzten sie nach der Musik des Karussells.

Die runden Ballons sehen wie Köpfe aus, die neugierig über den Festplatz nach Kindern Ausschau halten, die sich an einem bunten Luftballon erfreuen können. Ein kleines Mädchen steht mit großen Augen vor der bunten Pracht. Da legt der alte Mann dem Kind das Bündel mit den Ballons in die Hände.

Plötzlich zischt ein Windstoß über den Platz. Er hebt das Mädchen in die Luft. Höher und höher wird es getragen. Das Mädchen freut sich auf die Reise. Lautlos schwebt es über den Festplatz. Aus der Höhe wirken die Menschen wie Ameisen, und das Karussell scheint wie aus einer Spielzeugschachtel gefallen zu sein. Leise dringt seine Musik durch die Lüfte. Die Vögel beäugen neugierig das Mädchen mit den fliegenden Ballons. Sie begleiten es eine Weile auf seiner Reise.

☆   Ruhig ist es hier oben. Ganz ruhig und still.
Das kleine Mädchen hat keine Angst.
Es ist ganz ruhig und entspannt.
Es freut sich an den Bildern unten auf der Erde.
Schau doch mal, was alles zu sehen ist.
Schau dir alles an, was auf der Reise geschieht.
Schau, wohin die Reise geht.
Du kannst so viel auf dieser Reise erleben.   ☆

Nach einiger Zeit ist die Reise zu Ende.
Das kleine Mädchen erwacht zu Hause, in seinem eigenen Bett.

☆ Es hat geträumt, wunderschön geträumt.
Es ist ein Glückskind, denn nur Glückskinder
träumen schöne, bunte Träume.
Nur sie können im Traum um die ganze Welt fliegen. ☆

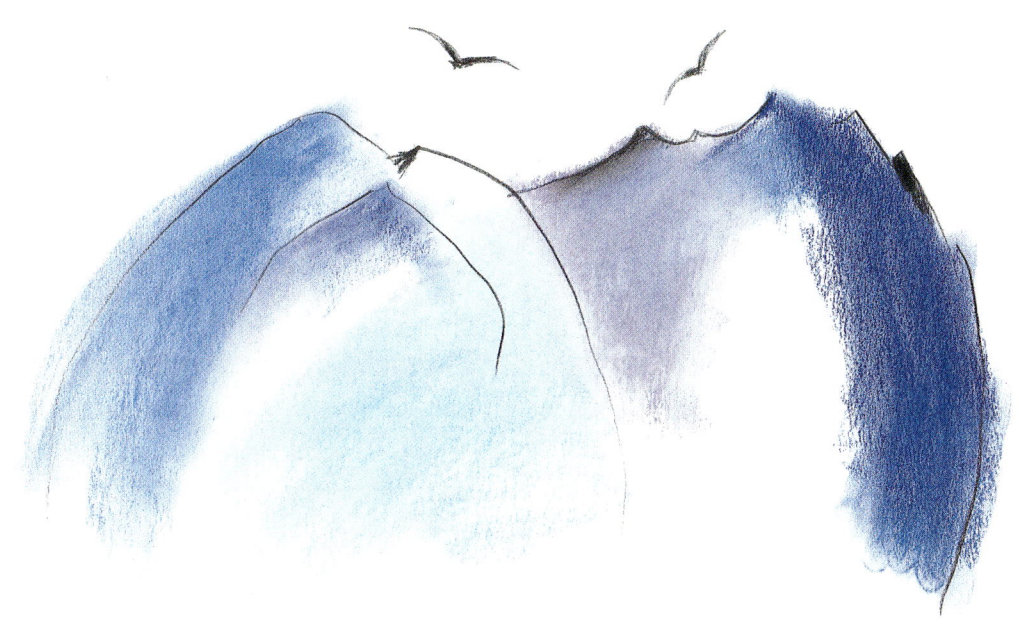

Der Adler

In einem großen, schneebedeckten Gebirge, weit weg von allen Städten und Dörfern, leben die Steinadler. Sie haben ihren Horst in einem hohen Felsen, den kein Mensch je erreichen kann. Dort leben sie ungestört und ohne Feinde in dieser menschenleeren Welt.

Die Augen des Steinadlers sind so scharf, daß er die kleinste Bewegung im Tal erkennen kann. Er ist ein aufmerksamer Wächter in dieser einsamen Bergwelt, in der es die schönsten Blumen und Kräuter gibt.

Im Frühjahr legt die Adlerfrau ihre Eier in das ausgepolsterte Nest. Sie sitzt so lange auf ihren Eiern, bis eines Tages die Küken ausschlüpfen. Das Adlerpaar wechselt sich beim Brüten ab. In dieser Zeit versorgen sie sich auch gegenseitig mit Nahrung. Sind die Küken aus den Eiern geschlüpft, ist es mit der Ruhe zu Ende. Die kleinen, wolligen Federbällchen schreien unentwegt nach Futter. Die Eltern müssen sich plagen, um die hungrigen Mäuler zu stopfen.

Sind die Flügel der Adlerkinder kräftig genug geworden, wagen sie ihre ersten tapsigen Flugversuche. Da fallen sie manches Mal auf ihren Schnabel, darüber krächzen sie laut und wütend. Von Tag zu Tag aber werden sie kühner, wagen sich immer weiter vom Nest weg. Eines Tages fliegen sie hoch über die schneebedeckten Berge, hinter ihren wegweisenden Eltern her. Immer mutiger werden sie. In dieser Zeit lernen sie viel von ihren Eltern. Bald finden sie auch ihre Nahrung alleine. Für das Nest sind sie nun viel zu groß geworden.

Dann ist es soweit. Sie fliegen hinaus in die weite Welt. Die Eltern verlieren sie aus den Augen.

Nun ist es still im großen Adlerhorst. Die Adlereltern ruhen sich nach dem anstrengenden Brüten und Großziehen ihrer Kinder aus. Dünn sind sie durch die vielen Flüge der Nahrungssuche geworden. Nun lassen sie sich die besten Leckerbissen wieder selber schmecken. Satt und zufrieden sitzen sie auf ihrem Felsen, genießen die Sonne und die klare, frische Bergluft.

☆   Ruhig und entspannt sitzen sie da in der warmen Sonne.
Ganz ruhig, gelöst und entspannt genießen sie die Sonne.
Fühl mal, wie ruhig, entspannt und warm sie sind.   ☆

Nach einer Weile entschließt sich die Adlerfrau zu einer weiten Reise ins Anderswo-Land. Dort will sie Verwandte besuchen und sich die neuesten Familiengeschichten erzählen lassen.
Der Adlervater beschließt, bei dem alten Nest zu bleiben.

Als er eines Tages auf seinem Felsen die Mittagssonne genießt, gewahrt er in der Ferne, im grünen Tal, in dem die Menschen leben, eine Unruhe. Er fliegt in hohen Bögen, vom Wind getragen, dem Tale zu. Hinter einem blühenden Busch hockt ein kleines, zappelndes Wesen. Eine junge Bergziege hat sich aus dem Gebirge hervorgewagt. Sie ist in einer Falle, die die Menschen aufgestellt haben, gefangen. Sie zappelt und jammert, daß sich der Adler erbarmt. Mit seinem kräftigen Schnabel biegt er die Falle auf, und so befreit er die Ziege. Für die weite Reise zurück ins Gebirge ist sie zu geschwächt. Da nimmt der Adler sie vorsichtig in seine Fänge und fliegt mit ihr in die Berge zurück. Die riesigen Adlerschwingen rauschen durch die Lüfte. Die kleine Bergziege schließt die Augen, als sie immer höher und höher fliegen. Es scheint ihr, als würden sie in dem blauen Himmel landen. Der Wind trägt sie beide hoch hinauf in die verschneite Bergwelt. Dort setzt der Adler die Ziege behutsam ab. Nachdem sie sich wieder erholt hat, läuft sie zu ihrer Familie zurück.
Der Adler fliegt müde zu seinem Horst. Er spürt den anstrengenden Flug in seinen Gliedern. Müde und schwer läßt er sich in seinem weichen Nest nieder.

☆   Er spürt, wie schwer sein Körper ist.
Ganz schwer liegt er in seinem Nest.
Immer tiefer und schwerer sinkt sein Körper in das Nest hinein.
Schwer fühlt er sich, ganz schwer.
Fühl mal, wie schwer er ist. Wie schwer der ganze Körper ist.
Er genießt das warme, weiche Nest. Es ist ganz behaglich.
Er ist ruhig, entspannt und wohlig warm.
Fühl mal, wie ruhig, entspannt und wohlig warm es ist.
Ganz ruhig, entspannt und warm.   ☆

Der Stein

Nachdem die Welt entstanden war, alles Wasser in Meere, Flüsse, Seen und Bäche verteilt war, Tiere, Pflanzen und Menschen geschaffen waren, die Erde fruchtbar wurde und hohe Berge als Wächter alles überblicken konnten, blieben einige große Steine übrig. Sie liegen nun ganz verlassen herum. Steine in vielen Größen und Formen, manche schroff und kantig, andere glatt und rund.

Ein runder, glatter Stein liegt inmitten der anderen und fühlt sich dort nicht behaglich. Die anderen Steine liegen schwer auf ihm. Er hat wenig Platz für sich selbst, wenig Raum. Er fühlt sich beengt.

☆　　　Er fühlt sich schwer, ganz schwer.
Fühl mal, wie schwer er ist.　　　☆

Er beklagt sich am Abend beim Mond. Der Mond kann allein nichts unternehmen, er kann ihm nicht helfen. Er gibt die Klagen weiter an die Sonne, den Wind und den Regen. Sie alle versammeln sich zur mitternächtlichen Stunde und halten Rat. Der Wind ruft noch all seine Geschwister dazu. Zusammen werden sie zum Sturm, der über unermeßliche Kräfte verfügt. Die Sterne müssen alles notieren, was der große Rat beschließt, und der Mond wacht, daß sich kein Unbefugter einschmuggelt. Nach ausführlicher Beratung haben sie eine gute Idee.

Der Sturm bläst mit all seiner Kraft, der Regen schickt Unmengen von Wasser auf die Steine. Der runde, glatte Stein fühlt, daß mit

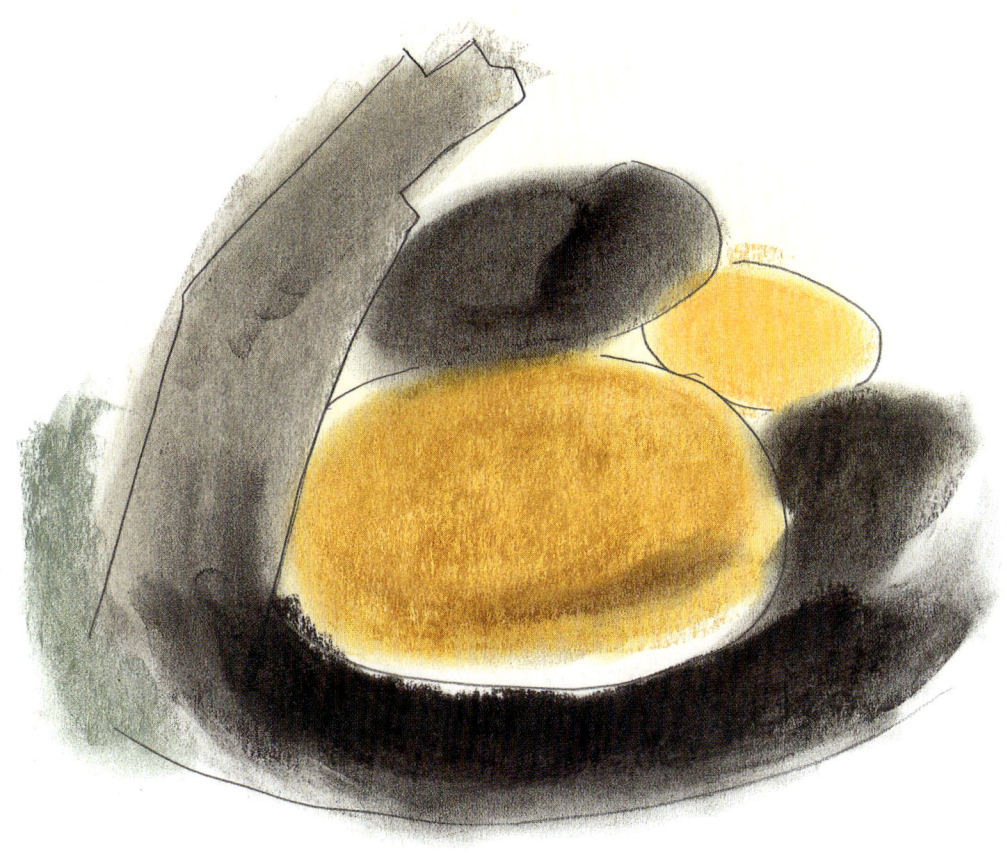

ihm etwas geschieht. Er kann sich von den anderen lösen. Immer mehr Platz bekommt er, immer mehr Raum. Plötzlich ist er aus der Mitte der anderen herausgelöst. Frei liegt er da.

☆   Er fühlt nun genügend Luft.
Er kann tief durchatmen
und fühlt sich frei.
Fühl mal, wie frei er sich fühlt.   ☆

Als der Sturm noch ein letztes Mal kräftig über ihn weht, rollt er immer weiter, bis hinunter zum Meer.
Am Ufer eines blauen Meeres bleibt er im Sand liegen. Hier gefällt es ihm sehr gut. Er hat einen weiten, unbegrenzten Blick über das Meer. Zufrieden rutscht er noch etwas tiefer in den weichen, warmen Sand hinein. Er fühlt, das ist ein Platz, der zu ihm gehört. Es ist sein Platz.

☆   Er kann die Sonne rundum fühlen.
Sie wärmt ihn angenehm.
Fühl mal, wie angenehm warm sie scheint.   ☆

Er fühlt die Winde, die sanft über ihn wehen.

☆   Er fühlt sich wohl.
Fühl mal, wie wohl er sich fühlt
und träum ein wenig weiter.   ☆

Der Maulwurf

Auf einer großen Waldwiese sind viele braune Tupfen. Es sind kleine Erdhaufen, die eine Maulwurffamilie die ganze Nacht gegraben hat. Es ist eine Familie mit vielen Kindern. Die sind immer hungrig und beschäftigen ihre Eltern den ganzen Tag.

Die Maulwürfe meiden das helle Tageslicht, sie lieben das Dunkel. Unter der Wiese graben sie ihre Gänge und Höhlen. Zwischen den Gängen graben sie Luftlöcher nach oben zur Wiese. Beim Graben fällt dann die Erde auf die Wiese. Das sind die kleinen Erdhaufen.

Die Maulwürfe haben ein dunkelgraues, glattes Fell und kleine, gelbe Tatzen und Füße.

Das Graben und Wühlen durch die Erde ist eine mühevolle Arbeit. Die Maulwürfe sind die ganze Nacht damit beschäftigt. Die große Waldwiese ist untertunnelt von ihren vielen Gängen und Höhlen. Die Bauern freuen sich darüber gar nicht, denn das Gras ist auf solchen Wiesen schwer zu mähen. Die Messer werden dabei ganz stumpf.

Einen Maulwurf bekommt man selten zu sehen. Er lebt im Dunkeln. Dort gräbt er unermüdlich. Das ermüdet ihn sehr.

☆ Er legt sich in eine seiner Höhlen
und streckt alle viere von sich.
Schwer liegt er da, ganz schwer.
Seine Glieder, sein ganzer Körper ist schwer.
Fühl mal, wie schwer er ist.
In der Höhle ist es angenehm warm.
Warm, wohlig warm ist es dort.

Warm und geborgen fühlt er sich.
Fühl mal, wie wohlig warm es ist.
Der ganze Körper ist warm.
Warm und geborgen fühlst du dich. ☆

Die Delphine

Delphine, die kleinen Verwandten der großen Wale, leben springlebendig in vielen Meeren der Welt. Sie sind oft die munteren Wegbegleiter von Schiffen, deren Abfälle manchen Leckerbissen enthalten. Ganze Rudel von Delphinen springen dann kurz aus dem Wasser und in eleganten Bögen wieder zurück ins Meer.

Wir begleiten in unserer Phantasie solch eine Gruppe von schlanken Delphinen in einem südlichen Meer. Es ist ein warmer Sommertag. Der Himmel wölbt sich dunkelblau über dem spiegelglatten Meer. Es spiegelt die Himmelsfarbe wider. Am Horizont verbindet sich das Blau des Meeres mit dem Blau des Himmels.

☆ Blau, ein wunderschönes Blau, so weit das Auge sehen kann.
Schau doch mal, wie wunderschön das Blau ist.
Es umgibt dich blau. Du fühlst dich wie eingehüllt in das
schöne Blau. Dein innerer Blick ist ganz in dem Betrachten
des Blaus versunken.
Das Blau macht die Seele ruhig.
Ruhig bist du, ganz ruhig und entspannt.
Du bist ruhig und vollkommen entspannt. ☆

Eines Tages begleiten die Delphine wieder einmal ein weißes Schiff. Der Wind schläft, das Meer ist ruhig.

Das Schiff fährt an grünen Inseln vorbei und ankert im Hafen manch einer alten, wunderschönen Stadt.

Das Schiff spiegelt sich im kristallklaren Wasser. Die glatten, schlanken Leiber der Delphine durchpflügen das Meer. Sie hinterlassen lange, schmale Wasserstraßen.

Möwen fliegen laut schreiend mit dem Schiff um die Wette. Auch sie lieben die Reste aus der Schiffsküche.

Das Schiff gleitet ruhig durch eine Inselwelt hindurch. Menschen stehen an den Ufern und winken.

Bald hat das Schiff seinen Heimathafen in Griechenland erreicht. Menschen gehen von Bord, Gepäck wird ausgeladen. Unter vielen Lasten fällt ein gläsernes, rundes Ding auf. Es ist eine Taucherglocke, mit der Wissenschaftler das Meer nach Schätzen absuchen wollen. An Land gebracht, wird sie zu seinem ersten Tauchversuch vorbereitet. Sie wird mit einem Kran sicher ins Wasser gehievt. Die Menschen steigen ein und lautlos gleitet sie in die Tiefe. Scheinwerfer erhellen die dunkle Tiefe des Meeres. Sie finden soviel Interessantes. Fische in allen Formen, Größen und Farben begleiten das gläserne Boot.

☆   Schau doch mal, was sie so alles finden.
Schau dir alles genau an. Du siehst so viel Interessantes.
Du bist dabei ganz ruhig und entspannt.   ☆

Bei einem neuerlichen Tauchen stehen plötzlich die Motoren still. Die Menschen dort unten sind ratlos. Ihre Schiffssirene gibt keinen Laut. Ein kleiner Schaden macht das Tauchboot arbeitslos. Die Menschen schauen aus den dicken Glasfenstern hinaus und bemerken einen Schwarm von Delphinen, die neugierig ihre Nasen an die Scheiben stubsen. Die Menschen winken, sie wollen ihnen etwas mitteilen. Da stemmen sich einige der Delphine unter das Boot, andere nehmen es in die Mitte. So schwimmen sie los. Das Boot hebt sacht vom weichen Grund des Meeres ab und gleitet langsam nach oben. Die Delphine stemmen und ziehen die Taucherglocke ganz nach oben. Es wird langsam heller. Das Licht der Sonne scheint durch das Wasser und läßt wieder alles farbig erscheinen.

94

Direkt neben dem Strand tauchen alle auf. Von den Seelen der Menschen fallen die Sorgen wie dicke Steine ab. Sie bedanken sich mit köstlichen Leckerbissen bei den schlauen, hilfreichen Delphinen. Die gleiten nach einem freundlichen Flossenwinken pfeilschnell in das Meer zurück.

Sie sind müde von ihrer schweren Arbeit. Sie suchen sich einen schönen Platz, an dem sie sich ausruhen und wieder zu Kräften kommen können.

☆ Mit schweren Gliedern liegen sie da.
Ihr Körper ist ganz schwer.
Fühl mal, wie schwer die Glieder sind,
und wie schwer der Körper ist.
Selbst die Flossen liegen ganz schwer da.
Sie ruhen sich aus.
Sie fühlen, wie sich der Körper entspannt.
Ganz gelöst und entspannt ist nun der Körper.
Fühl mal, wie gelöst und entspannt er ist.
Ganz ruhig sind sie, ruhig und entspannt.
Fühl mal, wie ruhig und entspannt sie sind.
Sie träumen sicher die schönsten Träume.   ☆

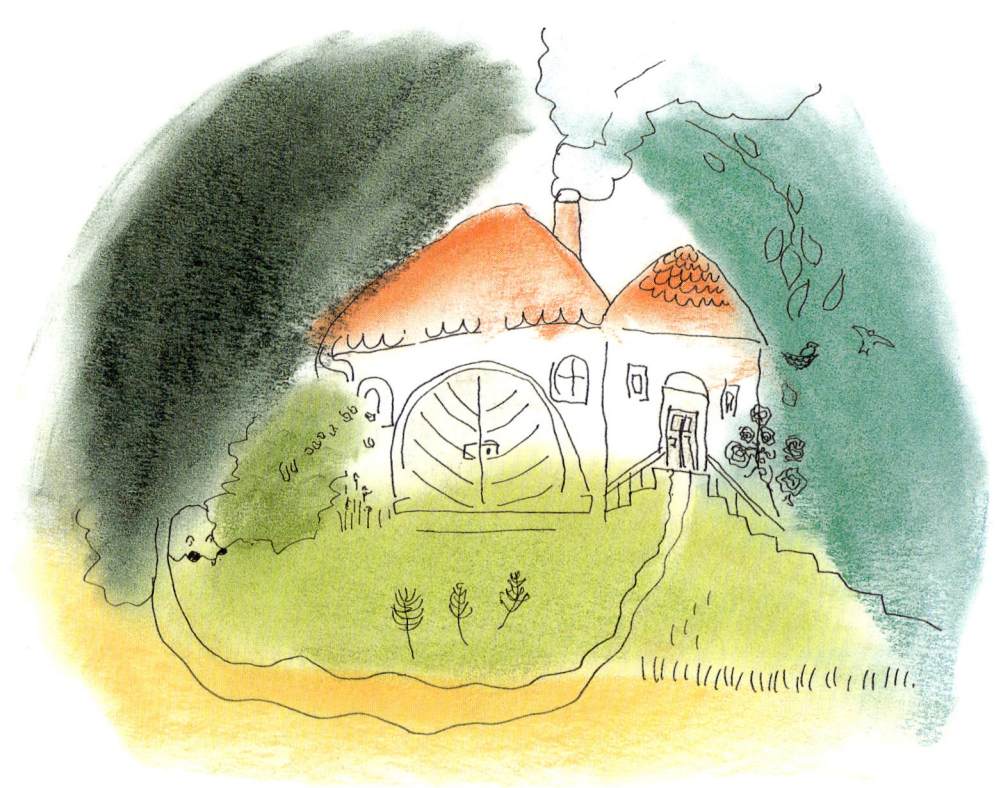

Das Eichhörnchen Rotfellchen

Im Fort Dreieich wohnt das Eichhörnchen Rotfellchen. Die anderen Tiere des Waldes nennen es so, weil es ein glänzendes rotbraunes Fell hat. Rotfellchen springt am liebsten den ganzen Tag im Wald herum. Verstecken und Fangen sind seine liebsten Spiele. Aber es muß auch seine Nahrung suchen. Eicheln und Beeren frißt es besonders gerne. Um im Winter keinen Hunger zu leiden, muß es im Sommer und Herbst anfangen, einen Vorrat zu suchen. Den versteckt es unter einem dichten Busch.

Auf einem großen Ast einer hohen Buche ist sein Lieblingsplatz. Es kann geschwind und ohne Mühe den glatten Stamm hinauf und herab klettern. Oben auf seinem Ast sitzt es beschützt und hat einen großen Überblick über den Wald bis zum Dorf. Es kann alles sehen, was dort geschieht. Auf einer Eiche gegenüber wacht der Eichelhäher. Sowie er jemanden erblickt, der nicht zur großen Tierfamilie gehört, stößt er laute, etwas mißtönende Warnrufe aus.
Die blauen Federn in den Flügeln des Eichelhähers mag Rotfellchen besonders gern. Es ist ein wunderschönes, strahlendes Blau.

☆　　　Sieh doch mal, was für ein schönes Blau das ist.　　　☆

Eines schönen Tages sitzt das Eichhörnchen gemütlich auf seinem Ast. Es hat viele Stunden gearbeitet. Es hat Vorräte für den nahen Winter gesammelt.

☆　　　Es ist angenehm müde. Ruhig und entspannt ist es.
Ganz ruhig.
Fühl mal, wie ruhig und entspannt es ist.　　　☆

Als es seine Augen wieder öffnet, ist es sehr erstaunt. Vor ihm ist alles weiß. Selbst die Äste der Bäume sind weiß. Wie eine dicke, weiße Decke liegt frisch gefallener Schnee über allem. Er ist so leise vom Himmel gerieselt, daß man es nicht hören konnte.
Rotfellchen will den Stamm hinunter klettern. Aber so was! Plötzlich rutscht es am glatten Stamm herunter und fällt in den Schnee. Es ist nur ein wenig erschrocken, aber nicht verletzt. Um den Baumstamm hat sich eine dünne Eisschicht gebildet. So wurde der Baumstamm zu einer Rutschbahn.
Es ist der erste Winter, den Rotfellchen erlebt. Es läuft zu seinen Vorräten unter dem Busch. Aber die sind nicht mehr zu sehen. Es scharrt den Schnee beiseite, um sie auszugraben.

☆ Dabei wird es ihm warm.
Ganz warm ist ihm geworden. Der ganze Körper ist warm.
Fühl mal, wie warm es ist. ☆

Der Platz unter dem Busch scheint ihm nun nicht mehr sicher. Es beschließt, seine Vorräte in die kleine Baumhöhle der Buche zu bringen. Rotfellchen beginnt mit der Arbeit. Es ist mühsam, so bepackt mit den Vorräten den hohen Baum hinaufzuklettern. Immer wieder muß es hoch und runter. Das macht schwere Glieder.

☆ Sein ganzer Körper ist schwer geworden, ganz schwer.
Seine Glieder sind ganz schwer.
Fühl mal, wie schwer die Glieder sind,
wie schwer der ganze Körper ist. ☆

Als es seine Vorräte verstaut hat, ist es sehr zufrieden und beruhigt.

☆ Es liegt nun gelöst und entspannt auf seinem Platz.
Seine Glieder sind gelöst und entspannt.
Sein Körper ist gelöst und entspannt.
Ganz ruhig und entspannt ist es.
Fühl mal, wie ruhig und entspannt es ist. ☆

Rotfellchen beginnt zu träumen. Es träumt die schönsten Träume.

Der fleißige Affe

Diese Geschichte spielt auf einer Insel in den Tropen. Sie liegt inmitten des unendlichen Ozeans.

Die Hütten eines Dorfes stehen in einem Kreis, umgeben von dichtem Urwald. Sie sind luftig gebaut, ihre Dächer mit breiten Palmblättern gedeckt. Alle Hütten stehen auf hohen, hölzernen Stelzen, die Schutz vor allerlei Tieren bieten.

Das Klima der Insel ist tropisch, heiß und schwül. Die Bewohner dort sind es seit Generationen gewöhnt. Ihre Kleidung besteht aus einem buntbedruckten Tuch, das sie lose um ihre Hüften schlingen. Das ist in der Hitze luftig und bequem. Die Kinder laufen nackt herum.

Der kostbarste Schatz der Insel ist eine Quelle. Sie liegt etwas vom Dorf entfernt unter dichten Büschen. Dieses süße Wasser brauchen sie zum Leben, denn das salzige Meerwasser ist nicht zum Trinken geeignet. In großen Tonkrügen, die das Wasser angenehm kühl halten, wird es durch den Urwald zum Dorf getragen. Es ist eine schwere Arbeit, die jeden Tag neu bewältigt werden muß. Die Kinder brauchen sich an dieser Arbeit nicht zu beteiligen. Für sie besteht das Leben noch aus Spiel und Spaß.

Niemand auf der Insel muß Hunger leiden. Die Nahrung besteht aus Meeresfischen, süßen Bananen, Kokosnüssen und Wurzeln. Die Erdwurzeln werden zu Mehl gemahlen. Aus diesem wird ein Brei gekocht oder auch Brot gebacken.

In jeder Hütte lebt eine große Familie zusammen. Jung und alt wohnen auf engem Raum zusammen. Doch das eigentliche Leben spielt sich draußen im Dorf ab. Die Hütten sind nur zum Schlafen da.

Die Inselbewohner sind fröhliche Menschen. Sie baden gerne im Meer. Die geübten Schwimmer tauchen nach Muscheln, Korallen und schönen Steinen. Sie lieben es, fröhliche Feste zu feiern. Sie bereiten sie lange vor. Gäste von anderen Inseln besuchen sie mit ihren schmalen Booten und bringen die neuesten Nachrichten mit. Geld ist ihnen unbekannt. Sie tauschen ihre Waren mit denen anderer Inseln. Ein wichtiges Tauschobjekt sind die Kokosnüsse, die in großen Mengen geerntet werden. Sie hängen hoch oben unter dem Blätterdach der Palmen. Früher war es die Aufgabe der jungen Männer des Dorfes, die hohen, glatten Stämme hinaufzuklettern, um die Nüsse zu ernten. Für diese gefährliche Arbeit sannen sie auf Abhilfe.

Auf der Insel leben viele Affen, die sich an die Nähe der Menschen gewöhnt haben. Mit der Zeit brachten die Menschen die Affen dazu, auf die Kokospalmen zu klettern und die Nüsse hinabzuwerfen. Sie sind eifrig bei ihrer Arbeit, denn sie werden danach reichlich mit süßen Bananen belohnt.

Dieses Jahr ist mit einer guten Ernte zu rechnen. Der fleißige Affe beginnt mit seiner Arbeit. Flink klettert er den Stamm hinauf und beginnt die Nüsse zu ernten. Es sind so viele Nüsse, daß die Arbeit kein Ende nehmen will. Der Affe wird müde.

☆   Seine Arme sind schwer geworden.
        Auch seine Schultern sind schwer.
        Arme und Schultern sind schwer, ganz schwer.
        Sein ganzer Körper ist schwer.
        Fühl mal, wie schwer seine Arme und Schultern sind,
        wie schwer der ganze Körper ist.   ☆

Der Affe wirft die letzte Nuß zur Erde. Dort liegt schon ein kleiner Berg aus braunen Nüssen. Erleichtert klettert der Affe den Baum hinab. Reife Bananen sind sein Lohn.

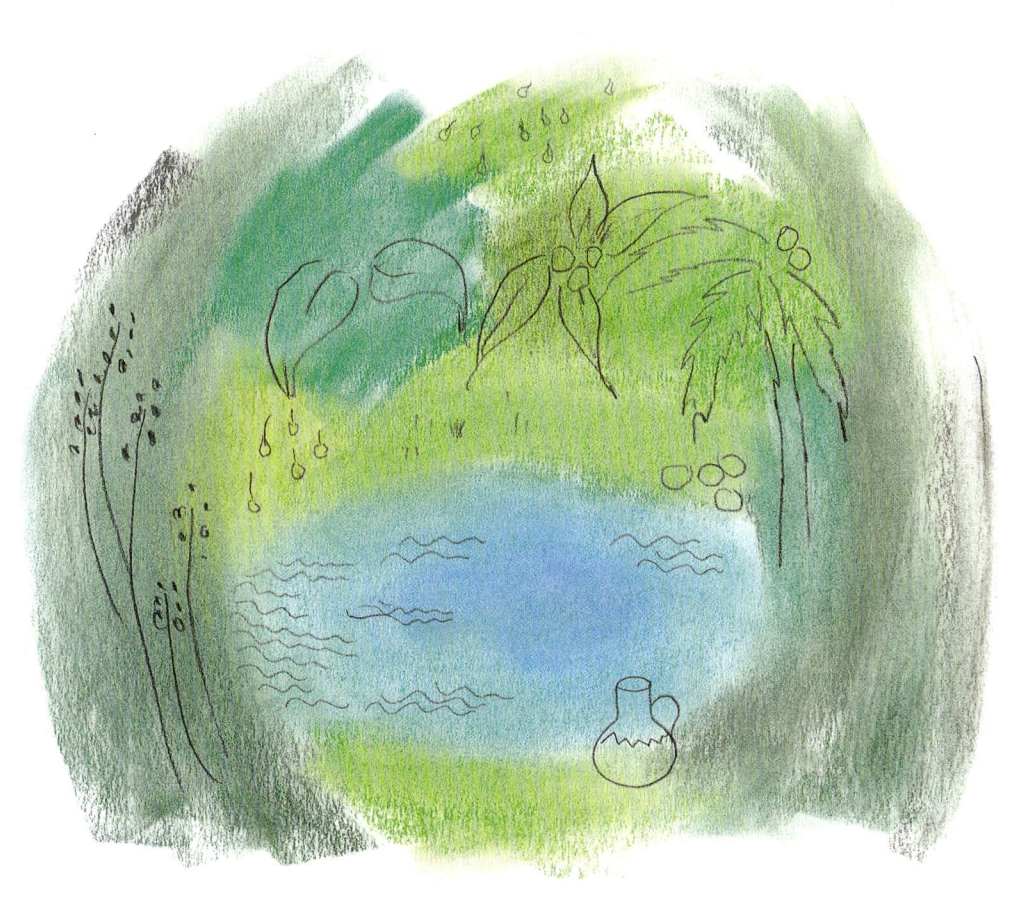

Er klettert auf seinen Schlafbaum. Auf den dicken Ästen des dicht-belaubten Baumes ist sein weich gepolstertes Lager.

☆ Müde und schwer sinkt er hinein.
Tief sinkt sein Körper in das weiche Bett.
Seine Glieder sind gelöst und entspannt.
Sein ganzer Körper ist gelöst und entspannt.
Fühl mal, wie gelöst und entspannt der Körper ist.
Wohlig warm ist ihm.
Seine Arme und Schultern sind warm.
Seine Beine sind warm.
Sein ganzer Körper ist warm, wohlig warm.
Fühl mal, wie warm die Arme, Schultern und Beine sind,
wie warm der ganze Körper ist.
Ruhig liegt er da, gelöst und entspannt.
Fühl mal, wie ruhig und entspannt er ist.
Er träumt die schönsten Träume.   ☆

Die magischen Steine

Auf einem Berg, den unsere Ahnen einen heiligen Berg nannten, befindet sich ein Platz, an dem suchen seit jeher Menschen Rat und Ruhe.

Hoch oben auf dem Gipfel des Berges liegen wundersame Steine in vielen Größen und Formen. Sie wurden vor Millionen von Jahren aus dem feurigen Schlund der Erde ans Tageslicht geschleudert. Seit dieser Zeit liegen sie dort, unberührt vom Geschehen der Welt.

Sie bergen in sich die Kraft des Feuers, der Sonne, des Wassers, der Luft. So sind sie zu magischen Steinen geworden. Steine mit einer seit Millionen von Jahren gespeicherten Kraft und Energie.

Die Menschen kommen zum Berg. Sie sitzen um die magischen Steine herum. Sie suchen Stille, Ruhe und Rat. Ihre Gedanken fliegen wie Wolken am Himmel vorüber.

☆ Die Gedanken kommen zur Ruhe.
Sie werden ruhig und still. ☆

Sie suchen sich einen Stein, der ihnen gefällt und der sich gut in der Hand anfühlt. Sie fühlen den Stein intensiv in ihrer Hand. Vielleicht erzählt der Stein eine oder seine Geschichte. Er hat viel zu erzählen.

☆ Hör gut zu, was er dir erzählt. ☆

Die Kraft des Steines strahlt in der Hand. Sie ist auch in Körper, Geist und Seele zu fühlen.

 Such dir einen Stein, der dir gefällt. Einen Stein,
der sich gut in deiner Hand anfühlt.
Fühl mal, wie gut er sich in deiner Hand anfühlt.
Fühle die Kraft, die er ausstrahlt.
Fühle deine Kraft, die in dir verborgen ist.
Fühle deine Kraft und Stärke.
Du fühlst dich wohl, bist ganz ruhig, gelöst,
entspannt und träumst ein wenig weiter.

Der Riese Riesengroß

Der Riese Riesengroß wohnt in einer Felshöhle im Land der vielen Winde. Dort wohnt er schon seit vielen, vielen Jahren. Er fängt sich fette Fische im Meer und brät sie über duftendem Holzfeuer. Er sammelt Pilze, Beeren, Nüsse und frische Kräuter in seinem großen Korb. So muß er nie Hunger leiden.

Eine munter sprudelnde Quelle versorgt ihn mit frischem Wasser. Die Höhle ist mit Heu und bunten Blättern gepolstert, so daß er des Nachts friedlich schlafen kann.

Der Riese hat keine Feinde, denn alle fürchten sich vor seinen Riesenkräften. Der Riese ist sehr friedlich. Er liebt die Sonne.

☆   Er spürt gerne ihre Wärme auf seiner Haut,
auf seinem ganzen Körper.
Fühl mal, wie warm sie ist.   ☆

Er kennt am Himmel viele Sterne. Auf langen Nachtwanderungen weisen sie ihm den Weg. Er kennt auch den Stand des Mondes. Er mag die Mondsichel, wenn der Mond noch jung ist, und er mag den dicken, runden Vollmond. Selbst den Regen mag er, weiß er doch, daß Wasser unersetzlich für alles Leben ist. Die Winde, selbst die Stürme sind ihm lieb. Wenn sie stürmen und brausen, sitzt er behaglich in seiner warmen Höhle und versucht ihr Lied zu hören.

☆   Er kommt dann oft ins Träumen.
Vielleicht träumst auch Du ein wenig weiter.   ☆

Hoch oben, auf der Spitze eines schneebedeckten Berges, ist eine Schatzkiste verborgen. Nach einer langen Wanderung erreicht er die Bergspitze und will die Truhe aus der Felsmulde herausholen. Sie ist sehr schwer, er muß sich recht anstrengen. Er wuchtet sie heraus und macht sich, mit der Kiste auf seinen Schultern, auf den langen Weg zu den Menschen.

☆   Die Schatzkiste liegt schwer auf seinen Schultern.
Seine Schultern sind ganz schwer.
Fühl mal, wie schwer sie sind.
Seine Arme und Beine sind ganz schwer.
Fühl mal, wie schwer sie sind.
Der ganze Körper ist schwer geworden.
Fühl mal, wie schwer er ist.   ☆

Beim Schleppen der Schatzkiste wird es dem Riesen auch recht warm.

☆ Seine Arme und Beine, sein ganzer Körper ist warm geworden.
Fühl mal, wie warm er ist, wie warm die Arme und Beine sind.   ☆

Dann hat der Riese Riesengroß das Land der Menschen erreicht. Erleichtert stellt er die Schatzkiste ab.

☆   Nun ist sein ganzer Körper gelöst und entspannt.
Fühl mal, wie gelöst und entspannt er sich fühlt.   ☆

Riesengroß macht den glücklichen Menschen die Schatzkiste zum Geschenk. Willst du wissen, was in der Schatzkiste ist? Dann sieh doch mal hinein, schau dir alles an und träum ein wenig weiter.

Der Weg des Lachses

Hoch oben im Norden von Amerika liegt Kanada. In seinen Flüssen leben die vielen großen Lachsfamilien. Sie sind sehr auf der Hut vor dem Menschen, der das zarte, rosa Lachsfleisch liebt. Doch die meisten Lachse sind schlau, viel schlauer als die Menschen.

So leben sie ungestört in dem klaren Wasser des Flusses. Es ist so klar, daß man bis zum Grund schauen kann. Dort haben sich im Laufe der Zeit viele Steine angesammelt. In allen Größen, Formen und Farben liegen sie schwer auf dem Grund des Flusses.

☆   Fühl mal, wie schwer sie dort liegen.
          Schwer, ganz schwer sind sie.   ☆

Wenn die jungen Lachse erwachsen sind, schwimmen sie in großen Schwärmen den Fluß hinab bis zu seiner Mündung ins Meer. Dort haben viele, viele Fische ihren Platz. Die Lachse schwimmen große Strecken nach ihrem eingebauten inneren Kompaß. Sie überwinden viele Gefahren wie Haie und andere Raubtiere. Blitzschnell tauchen sie dann unter ihren Feind und folgen weiter ihrer Nase. Manchmal begegnen sie dem größten Tier des Meeres, dem Wal. Manches Mal schwimmen sie in seinem Schatten mit. Delphine begleiten sie ein Stück des Weges. Die schwimmen weiter in die wärmeren Meere, in ihre Heimat.

Unser Lachs lebt so lange frei im Meer, bis er spürt, daß die Zeit einer Familiengründung gekommen ist. Nun muß er nach dem uralten Gesetz seiner Ahnen das große Meer verlassen. Er schwimmt den langen Weg zurück zu dem Fluß, in dem er geboren wurde. Auf dem Weg dorthin muß er wieder manche Gefahr und Strapaze überwinden. Die größte Strapaze steht ihm noch bevor. Er muß aus dem Meer in die Flußmündung zurückschwimmen und so gegen den Strom schwimmen. Er muß große Kräfte einsetzen, um den ganzen Flußlauf gegen die Strömung zu dem Ort seiner Geburt zu gelangen. Nur hier wird er seine Kinder in die Welt setzen.

Er ist so erschöpft von der weiten Reise, daß er kaum über die Stromschnellen springen kann. Immer wieder fällt er zurück in den Fluß. Eines Tages sind alle Strapazen überwunden, von denen manche Schrammen auf seiner Haut zeugen.

Er vermählt sich. Die Eier des Lachses, der Laich, liegen unter einer Pflanze an der letzten Flußmündung.

Der Lachs hat nun seine Pflicht getan. Seine Familie wird weiter leben. Viele, viele Lachskinder werden ihr eigenes Leben leben. Sie werden in allen Meeren der Welt zu finden sein.

☆   Unser Lachs liegt erschöpft und müde im Sand des Flusses.
Tief sinkt er hinein.
Sein Körper ist von der langen Reise schwer, ganz schwer.
Fühl mal, wie schwer er ist.
Der Körper ist ganz schwer.
Eine tiefe Ruhe durchströmt ihn.
In seinem Leben wird es nur noch Ruhe geben.
Er genießt diese Ruhe.
Fühl mal, wie ruhig er ist.
Tiefe Ruhe durchströmt ihn.   ☆

Der Lachs träumt von seiner langen Reise. In seiner Phantasie sieht er noch einmal sein ganzes Leben. Er erinnert sich an die Freude, frei im weiten Meer zu leben. Er erinnert sich an Freunde, die seinen Weg begleitet haben.

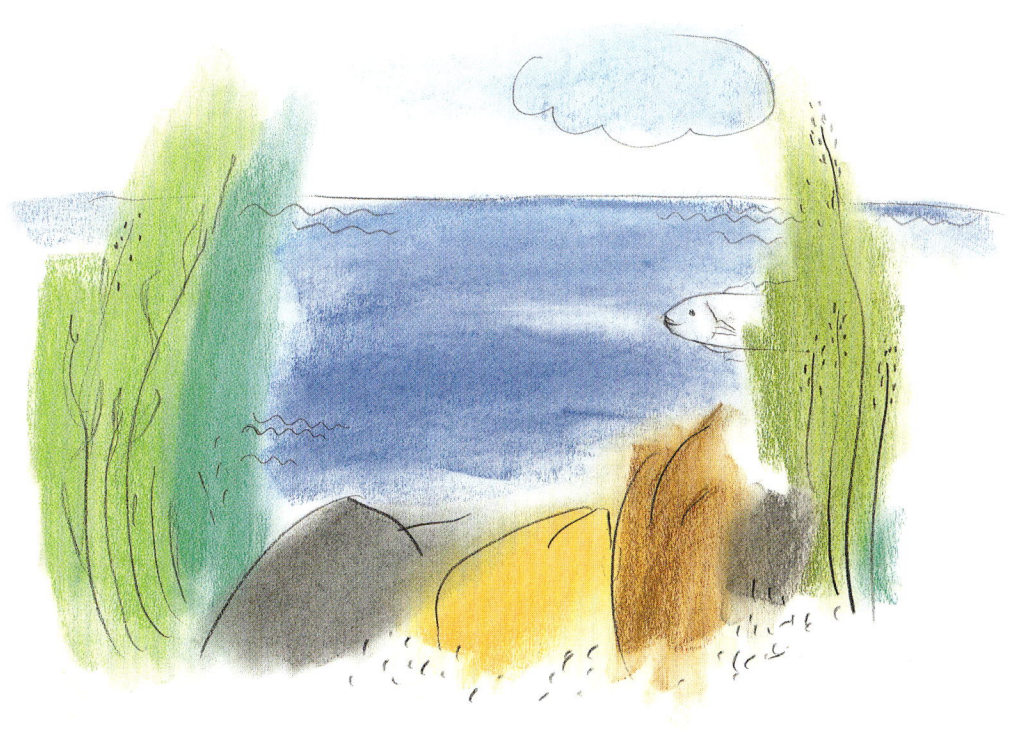

Er sieht mit seinem inneren Auge die Farbe des Meeres und des Flusses. Er erinnert sich an die helle, warme Sonne, wenn er für kurze Augenblicke aus dem Meer sprang. Er fühlt den Wind, er riecht den unverwechselbaren Geruch des Meeres.

Sein langes Leben war erfüllt.

Die Mondschaukel

Der Tag verläßt langsam die Erde. Die Sonne ist müde vom langen Scheinen und verabschiedet sich für die Nacht vom Tag. Sie sinkt hinter die Berge, hinter den Horizont, um sich auszuruhen, um neue Kräfte für den nächsten Tag zu sammeln. Die Tiere suchen ihr Nachtlager auf, die Pflanzen ziehen sich zurück, die Menschen richten sich für die Nacht.

Besonders freuen sich manche Kinder auf die Nacht. Es sind die Glückskinder. Das sind Kinder, die die schönsten Träume träumen können und eine reiche, farbige Phantasie haben. Diese wird besonders in der Nacht lebendig. Dort bestehen sie gefahrlos die größten Abenteuer. Sie reisen um die weite Welt und erleben Unglaubliches. Nach dem Gute-Nacht-Sagen kuscheln sich die Kinder in ihre weichen, warmen Kuschelbetten, schließen die Augen und irgendwann kommt auf samtenen Pfoten die Phantasie geflogen. Sie berührt sie sacht mit ihren Flügeln. »Komm mit auf die Reise«, klingt es dann leise.

Die Wand des Kinderzimmers öffnet sich zu einem großen Tor. Das Kind schwingt sich auf die Flügel der Phantasie und geht mit ihr auf Reisen. Die Phantasie überwindet alle Grenzen des Raumes und der Zeit.

Draußen ist es dunkel. Bald aber sehen die Augen das dunkle Blau des Himmels. Wie ein prächtiger, dunkelblauer Samt scheint der Himmel, auf dem ungezählte kleine Lichtpunkte schimmern. Es sind die Sterne, die dort in allen Formen und Farben leuchten.

Der Mond hängt schmal wie eine Sichel zwischen all den Sternen. Auf der Phantasiereise nähert sich das Glückskind den Sternen.

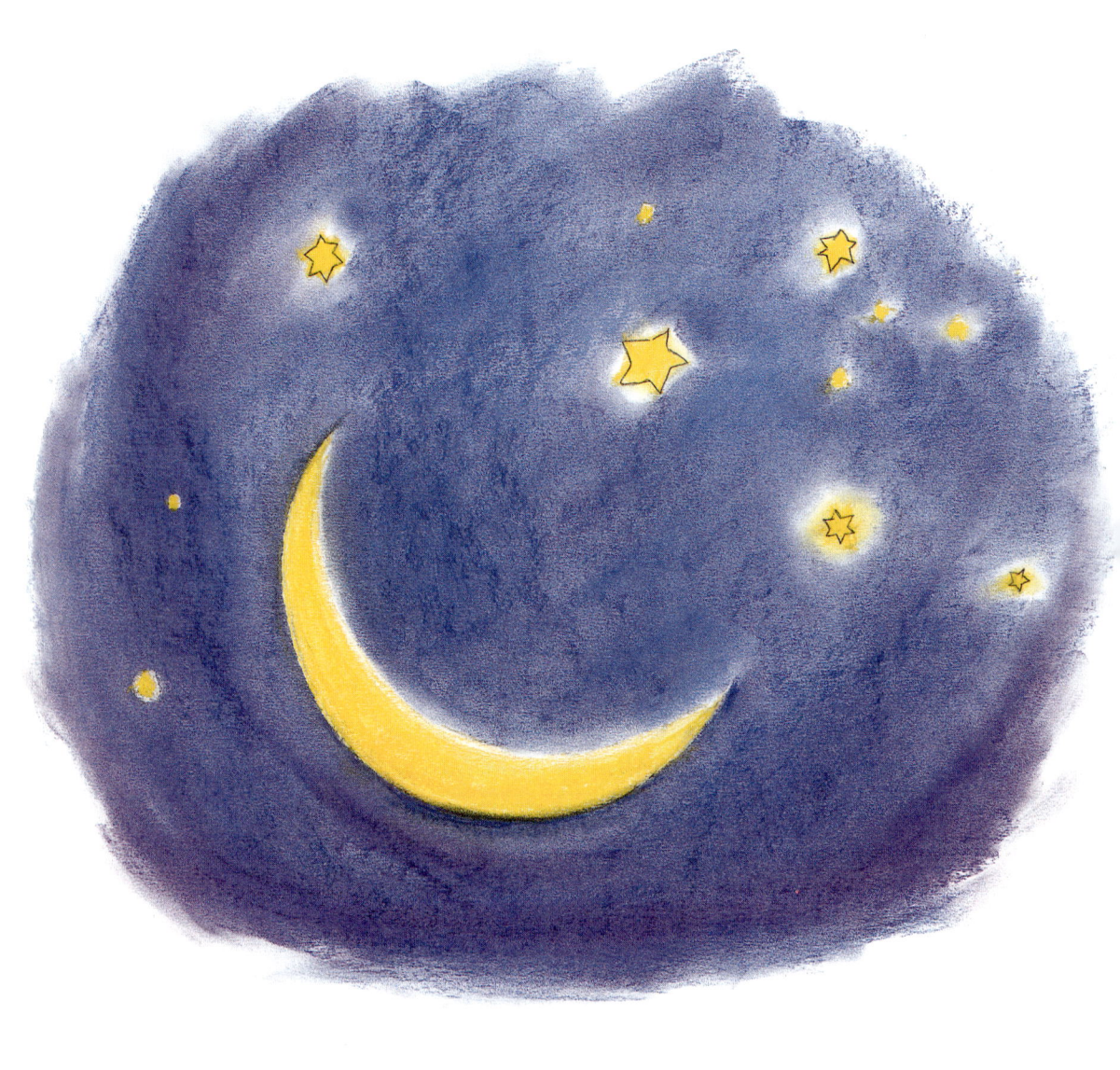

Die Lichtpunkte werden größer und größer. Ihr Licht ist strahlend hell. Das Glückskind staunt, es sieht plötzlich, daß an dem Mond eine Schaukel hängt. Es ist die Mondschaukel, die nur Glückskinder sehen können. Das Kind setzt sich darauf und

☆ die Schaukel beginnt sacht zu schwingen, ganz ruhig bewegt sie sich hin und her, hin und her.
Das geschieht sehr ruhig. Es ist ganz beruhigend.
Das Glückskind fühlt große Ruhe in sich.
Es fühlt, wie sein Atem ruhig geht. Er geschieht ganz ruhig.
Der Atem schwingt, wie die Mondschaukel,
ganz ruhig ein und aus.
Der Atem geschieht.
Das Glückskind genießt die große Ruhe. ☆

Davon wird es angenehm müde. Es schwingt noch einmal auf der Schaukel hoch und fällt dann sanft in eine dicke, weiße Wolke hinein. Da liegt es weich und warm.

☆ Kuschelig warm und weich ist es. Das Glückskind fühlt sich geborgen, geschützt, gewärmt. ☆

Seine Augen fallen zu. Ein letzter Blick gilt den leuchtenden Sternen. Das Glückskind schläft.
Und während es friedlich in seiner Wolke schlummert, nimmt die Phantasie das Kind auf ihre Flügel und bringt es in sein eigenes Bett zu Hause zurück. Das Glückskind schläft ungestört weiter und träumt die schönsten Träume.

Der Ameisenhügel

Der große Rat der Ameisen trifft sich unter einem Fliegenpilz. Sein rotweiß getupftes Dach bietet Schutz vor Sonne und Regen. Der Anlaß des Treffens ist eine mutwillige Zerstörung ihrer Stadt, des Ameisenhügels, durch die Menschen. Eine Stadt in einem neuen Hügel muß bald gebaut werden, da die Ameisenkönigin ihre Kinder erwartet. Der Rat besichtigt einige schöne Plätze im Wald. Er findet einen geeigneten Platz unter hellen Lärchenbäumen. In der Nähe stehen dichte Buchen und hohe Tannen. Hier werden sie ihren neuen Stadthügel bauen. Alle Ameisen des Staates müssen sich am Bau beteiligen. Nur die Königin darf ruhen.

Die Ameisen laufen in alle Richtungen des Waldes. Für den Bau brauchen sie viele, viele Tannennadeln und winzig kleine Hölzchen. Tag für Tag schleppen die Ameisen ungezählte Tannennadeln und ziehen die kleinen Hölzchen hinter sich her. In alle Himmelsrichtungen sieht man die Ameisen in langen Straßen laufen. Schwer bepackt kommen sie wieder zurück, werfen ihre Last ab und beginnen von neuem.

Langsam wächst der Stadthügel in die Höhe. Drinnen sitzt warm und geschützt die Ameisenkönigin. Die feinsten Leckerbissen werden ihr serviert. Sie muß bei Kräften bleiben, denn das Eierlegen ist eine anstrengende Arbeit.

Sie ruht sich dazwischen immer wieder aus.

☆ Müde ist sie. Ihr Körper ist schwer, ganz schwer.
Fühl mal, wie schwer der Körper ist.
Der ganze Körper ist schwer.

Ruhig und entspannt fühlt sie sich.
Fühl mal, wie ruhig und entspannt sie ist.
Wohlig warm ist ihr.
Der Körper ist warm, ganz warm.
Fühl mal, wie warm er ist, wie wohlig warm.
Sie ist ganz ruhig und entspannt.
Sie fühlt sich wohl.
Eine tiefe Ruhe durchströmt sie. ☆

In der Zwischenzeit sind die Arbeitsameisen nicht faul. Sie schleppen ihre schweren Lasten. Eine Ameise hat sich von den anderen entfernt. Sie hat die Ameisenstraße verlassen und findet in einem dichten Tannengehölz besonders schön duftende Nadeln.
Plötzlich erschrickt sie. Eine fette Raupe im bunten Pelz läuft ihr direkt vor die Füße. Beide sind sehr erschrocken. Eigentlich will jede ungestört ihren Weg fortsetzen. Aber keine macht den ersten Schritt. Die Ameise spritzt der Raupe eine Flüssigkeit entgegen. Die brennt der Raupe auf ihrem Pelz. Sie bäumt sich auf und streckt wütend ihren Kopf der Ameise zum Angriff entgegen. Die fällt vor Schreck auf den Rücken und streckt hilflos alle viere von sich. Da will sich die Raupe auf sie stürzen.
Ein Zischen ist in der Luft zu hören.
Urplötzlich stürzt ein Vogel durch die Tannen direkt auf die beiden zu. Mit einem Griff seines Schnabels greift er die Raupe und fliegt pfeilschnell in die Lüfte.
Die Ameise atmet auf. Da hat sie noch einmal Glück gehabt. Sie muß sich nun ausruhen. Sie legt sich ins weiche Moos.

☆   Ihre Glieder sind schwer geworden, ganz schwer.
Ihr Körper sinkt schwer in das Moos hinein.
Fühl mal, wie schwer er ist.

Sie ist nun ruhig und ganz entspannt.
Sie liegt gelöst und entspannt im weichen Moos.
Ihr Atem geht ganz ruhig ein und aus.
Fühl mal, wie ruhig und entspannt sie ist
und wie ruhig sie atmet.   ☆

Der Zirkusbär

Ein Kind zieht mit seinen Eltern an einen anderen Ort um. Die Möbelpacker tragen die Möbel und die schweren Kisten in die neue Wohnung. Bald haben die Eltern diese ganz wohnlich eingerichtet. Alle vertrauten Dinge stehen an ihrem Platz. Die schneeweißen Vorhänge flattern an den geöffneten Fenstern, durch die neue, noch nicht ganz vertraute Geräusche dringen. Eine einzige Kiste steht noch unausgepackt im Kinderzimmer in einer Ecke. Als es Abend wurde, und das Kind zu Bett geht, sieht es die große Kiste. Sie erregt seine Neugier aufs äußerste. Das Kind hüpft aus seinem Bettchen und öffnet sie.

☆   Schau doch mal, was es darin so alles findet.   ☆

Das Kind findet alte, in Leder gebundene Bücher, aus denen ein Duft aus alter Zeit hervorweht. Die Schrift ist ganz anders als in den Märchenbüchern des Kindes.

☆   Es findet einen Pelzmuff, in den es gleich seine Hände steckt.
Das Fell ist so zart und weich. Warm werden die Hände,
ganz wohlig warm.
Fühl mal, wie warm die Hände sind. Die Wärme steigt sogar
in die Arme.
Hände und Arme sind ganz warm. Wohlig warm.
Einen wunderschönen, großen Schal findet das Kind.
Es legt ihn sich um die Schultern. Sie werden ganz warm.
Fühl mal, wie warm die Schultern sind.
Noch manch anderes findet das Kind.
Schau es dir ruhig an.

117

Ganz unten in der Kiste findet das Kind einen Teddybär. Er muß schon recht alt sein, denn seine ursprünglich gelbe Farbe ist verblaßt, und sein Fell ist ganz glatt von den vielen Liebkosungen, die er über sich ergehen lassen hat.

Das Kind nimmt den Teddybär mit ins Bett. Es hält ihn fest in seinen Armen. Seine Augen fallen ihm zu und plötzlich hört es, wie der Teddy ihm eine Geschichte erzählt.

Der Teddy kommt aus einer großen Bärenfamilie. Einer seiner Verwandten hat ein besonders interessantes Schicksal. Er war ein Zirkusbär. Der Zirkus reiste um die ganze Welt. Wenn er in eine Stadt kam, bauten zahlreiche Hände das Zelt auf. Die vielen Fähnchen und die bunten Lichter zogen jeden Abend die Menschen zu den offenen Zirkustoren. Vor dem größten Tor steht der Braunbär, der Verwandte unseres Teddybären. Auf seinen Schultern trägt er einen großen Korb und in seinen Tatzen hält er eine goldblinkende Trompete. Diese bläst er mit Leibeskräften. Es sind die Lieder aus seiner Heimat.

In dem Korb des Bären liegen viele rotbackige Äpfel. Jedem Besucher reicht er einen. Immer wieder muß der Korb frisch gefüllt werden, so viele Menschen kommen zum Zirkus.

Der Bär wird müde vom Trompeteblasen und Äpfelverteilen. Der Korb drückt ihm auf den Schultern.

☆ Fühl mal, wie schwer der Korb ist.
    Die Glieder des Bären sind ganz schwer.
    Die Arme sind ihm vom Trompeteblasen schwer geworden.
    Schwer sind die Arme, ganz schwer.
    Fühl mal, wie schwer, die Arme sind.
    Auch die Beine sind ihm schwer geworden.
    Fühl mal, wie die Beine sind.
    Der ganze Körper ist schwer, ganz schwer.
    Fühl mal, wie schwer der Körper ist.   ☆

Bald ist die Arbeit des Bären beendet. Er gibt die Trompete ab und setzt den Korb auf die Erde.

☆   Nun fühlt sich der Bär ganz erleichtert.
       Fühl mal, wie erleichtert er ist.
       Seine Arme, Beine, sein ganzer Körper sind nun gelöst
       und ganz entspannt.   ☆

Der Bär wird zu seinem Nachtlager in einen Zirkuswagen geführt. Frisches duftendes Heu ist aufgeschüttet, in dem es sich weich liegen läßt. Sanft wird er dort schlafen. Der Bär ist glücklich, endlich seine Ruhe zu haben.

☆   Er liegt ruhig und entspannt auf seinem Lager.
       Er fühlt sich entspannt und ganz gelöst.
       Er fühlt sich wohl. Er ist ganz ruhig und entspannt.
       Eine große Ruhe strömt durch ihn.
       Sein Atem geht ruhig.
       Ruhig und gleichmäßig geschieht sein Atem.
       Fühl mal, wie ruhig er ist, wie wohl er sich fühlt und wie
       ruhig sein Atem geschieht.
       Er wird die schönsten Träume träumen, genau wie du.   ☆

Das Seepferdchen

In einem tiefblauen Meer leben die Tiere friedlich zusammen. Fische in allen Farben und Formen schwimmen anmutig zwischen zarten, grünen Wassergewächsen. Meeresschildkröten bewegen sich flink im Wasser, es ist, als ob sie mit ihren dicken Flossen eifrig durch das Meer paddelten. Manchmal ruht sich auch ein kleiner Fisch auf dem dicken Panzer der Schildkröte aus.

Seeschlangen verbergen sich in bunten Korallenbäumen. Ab und zu besucht ein alter Wal, hoch vom Norden kommend, dieses Meer. Wenn er wie ein dunkler Schatten durch das Wasser pflügt, weichen alle Fische zur Seite. Der Wal ist friedlich, aber ungeheuer groß und schwer. Hinter ihm brodelt das Wasser, als koche es.

Vor einem Hai fürchten sich die Fische, denn er schätzt sie als Leckerbissen.

Auf dem Meeresboden, in völliger Dunkelheit, lebt allerhand Kleingetier, das sich bei Gefahr tief in den sandigen Meeresboden vergräbt. Dort leben auch die Seepferdchen. Sie gehören zur Leibgarde der Meereskönigin. Sie ziehen ihren Muschelwagen. Sie fährt mit ihm durch ihr Reich und sieht nach dem Rechten.

Der Palast der Meereskönigin ist aus bunten Korallensteinen und aus den unterschiedlichsten Muscheln gebaut. Leuchtende Fische sorgen für ein angenehmes Licht.

Die Meereskönigin will ihren Palast vergrößern. Dazu braucht sie neue Korallensteine und Muscheln. Sie bittet die Seepferdchen um Hilfe. Die machen sich auf den Weg. Sie brechen in der Tiefe des Meeres Korallensteine ab und schleppen sie zum Palast. Dann gehen sie auf die Suche nach schönen, großen Muscheln. Manche

Muschel ist so groß, daß mehrere Seepferdchen sie an Seilen aus geflochtenen Algen hinter sich her ziehen müssen.
Ein Seepferdchen findet, weit vom Palast entfernt, die allerschönste Muschel. Sie ist so schön, wie noch nie zuvor jemand eine gesehen hat.

☆ Schau doch mal, wie schön sie ist.
Schau dir ihre Form an, ihre Farben.
Schau sie dir in aller Ruhe an. ☆

Das Seepferdchen schlingt um die Muschel einige kräftige Algen-leinen und versucht sie unter großer Mühe aus dem Sand heraus-zuziehen. Die Muschel ist sehr schwer. Das Seepferdchen stöhnt und ächzt. Es muß alle seine Kräfte einsetzen, um die Muschel fort zu bewegen. Als es nach langer Reise wieder im Palast angelangt ist, wird es von allen bewundert. Es legt die schöne Muschel der Meereskönigin zu Füßen. Die bedankt sich mit großer Herzlichkeit. Das Seepferdchen wird zur ersten Leibgarde der Königin ernannt. Sie wählt die Muschel für ihren neuen Thronsessel. Auf diesem prachtvollen Thron kann sie in aller Ruhe über ihr Meer und seine Bewohner nachdenken. Viele ihrer guten Ideen wird sie später in die Tat umsetzen. Das Seepferdchen ist nach der schweren Arbeit müde.

☆ Schwer sinkt es in sein weiches Sandbett.
Seine müden Glieder sinken immer tiefer hinein.
Sein Körper ist schwer, ganz schwer.
Fühl mal, wie schwer er ist. Ganz schwer ist der Körper.
Gelöst und entspannt liegt es da.
Fühl mal, wie gelöst und entspannt es ist.
Es kuschelt sich in seine federleichte, warme Algendecke.
Dort liegt es warm und geborgen.

Ganz warm ist es.
Fühl mal, wie wohlig warm es ist.
Gelöst, entspannt, warm und geschützt ist es.
Fühl mal, wie schwer, warm, gelöst,
entspannt und ruhig es ist.
Ganz ruhig und entspannt.
Die schönsten Träume wird es träumen.

Der Schneehase

Es schneit. Lautlos fallen die Schneeflocken vom Himmel, als hätte Frau Holle die dicksten Federkissen ausgeschüttelt. Der Schnee liegt wie ein riesiges Federbett über der Landschaft. Er deckt alles Häßliche im Land zu. Es ist auch viel ruhiger als sonst. Der Schnee hüllt alle Geräusche wie in Watte ein.

Die Tiere bereiten sich auf die Winterruhe vor und die Pflanzen verstecken ihre Blüten fürs nächste Jahr in feste Knospen. See und Fluß sind zugefroren. Unter der glänzenden Eisdecke lugen die Fische hervor und atmen die klare, frische Winterluft durch kleine Eislöcher.

☆   Riech mal, wie klar und frisch die Bergluft ist.   ☆

Ein uralter Goldfisch stupst mit seinem runden Maul so kräftig ans Eis, daß es einen Sprung bekommt, der sich wie ein großer Stern weiter ausbreitet.

Im Gebirge sind die Berge weiß verhüllt. Sie wirken ganz harmlos. Ihre schroffen Zacken sind durch den dicken Schnee trügerisch verdeckt.

Viele der Vögel sind in die Wärme des Südens geflogen. Die Bären verkriechen sich in ihren Höhlen zum Winterschlaf. Dort ist es kuschelig und warm.

☆   Fühl mal, wie kuschelig und warm es dort ist.
        Ganz sicher und geschützt ist es da.
        Warm, schwer und ruhig liegt der Bär. Vielleicht wie du?   ☆

Die Gemsen und Steinböcke turnen selbst im Winter sicher auf den Felsen herum. Alles ist eine einzige, unberührte Schneelandschaft.

Plötzlich wird diese Unberührtheit gestört. Ein winziges Hügelchen erhebt sich. Ein paar große Augen lugen blinzelnd ins Hell. Ein kleiner Schneehase gräbt sich vorsichtig aus dem Schnee. Sein Fell ist so glänzend weiß, daß er sich kaum vom Schnee unterscheidet. Er hoppelt munter weiter und plötzlich rutscht und rutscht er. Er kann nicht mehr bremsen. Auf seinen kleinen Hinterpfoten sitzt er wie auf einem Schlitten. Der Fahrtwind bläst um seine rosige Stupsnase. Könnte der Hase juchzen und lachen, er täte es laut. Aber vielleicht hörst du es ja?

☆　　　　Horch mal, ob du den Hasen juchzen und lachen hörst.　　　　☆

Seine Rutschpartie endet tief im Tal, in einem verschlafenen Bergdorf. In einer Scheune findet er saftige Rüben. Er stiebitzt sich einige und macht sich so bepackt auf den Heimweg. Der wird ihm lang, sehr lang. Als er mit seiner schweren Last glaubt, nicht mehr weiter zu können, rauscht es plötzlich mächtig. Der alte Bergwind rauscht näher. Er nimmt den kleinen Schneehasen auf seine mächtigen Schultern und trägt ihn hoch hinauf in die Berge. Behutsam legt er den Hasen an seinem Heim nieder. Dankbar verabschiedet sich der Hase und schlüpft erleichtert und froh unter die Schneedecke, die nun wieder ganz unberührt wirkt. So, als wäre nichts geschehen. Der Schneehase ist von seinem Abenteuer richtig müde geworden.

☆ Schwer und müde liegt er auf seinem weichen Lager.
Warm und geborgen fühlt er sich. Ruhig und entspannt.
Fühl mal, wie schwer er daliegt. Wie wohl er sich fühlt, wie geborgen und geschützt. Vielleicht wie du.
Der Atem fließt ganz ruhig und gleichmäßig.
Er ist ganz ruhig, gelöst und entspannt.
Du bist auch ganz ruhig, gelöst und entspannt und träumst
ein wenig weiter.　　　　☆

Nachwort

In meiner therapeutischen Arbeit mit Kindern und Jugendlichen wenden sich immer wieder auch Eltern mit der Bitte um Hilfe an mich. Natürlich gibt es keine Patentrezepte für den Umgang mit Kindern. Jede familiäre Situation ist anders, und jedes Kind ist ein unverwechselbares Individuum. Aber ich denke doch, daß es einige Grundregeln gibt, die Hilfe im Alltagsleben bieten können. Kinder unserer Zeit sind mehr denn je großen, familiären und sozialen Belastungen ausgesetzt. Sie re-agieren auf diesen Streß mit vielfältigen psychosomatischen Störungen und Erkrankungen. Hypermotorik, Schlaf- und Konzentrationsstörungen, Magen- und Darmbeschwerden, Allergien, Asthma bronchiale, Migräne, Ängste und Aggressionen sind die häufigsten Symptome. Eltern können die globalen Lebensbedingungen zwar wenig beeinflussen, aber sie haben die Möglichkeit, die alltäglichen Bedingungen ihrer Kinder zu verbessern.

Einige Voraussetzungen dazu sind:
- emotionale Zuwendung und »Streicheleinheiten«
- vollwertige Ernährung
- ausreichender Schlaf (und das Erzählen oder Vorlesen von Märchen und Gute-Nacht-Geschichten)
- viel Bewegung an der frischen Luft
- eine Ruhepause nach der Schule (gute Gelegenheit für Autogenes Training mit Märchen)
- wenig organisierte Freizeitangebote, mehr Zeit für freies kindliches Spiel
- wenig Fernsehen, wenig Computerspiele
- phantasieanregende, alternative, familiäre Angebote als Gegengewicht.

Ein altes chinesisches Sprichwort lautet: Die beste Kindererziehung ist Vorbild, Vorbild, Vorbild und Liebe, Liebe, Liebe.

Weitere Bücher von Else Müller

Bewußter leben durch Autogenes Training und richtiges Atmen. Rowohlt-Taschenbuch, Reinbek bei Hamburg 1983

Du spürst unter deinen Füßen das Gras. Autogenes Training in Phantasie- und Märchenreisen. Vorlesegeschichten. Fischer-Taschenbuch, Frankfurt am Main 1983. (Zu diesem Buch gibt es auch eine Tonkassette und eine CD mit gleichem Titel.)

Hilfe gegen Schulstreß. Übungsanleitungen zu Autogenem Training, Atemgymnastik und Meditation. Übungen zum Abbau von Aggressionen, Wut und Spannung für Kinder und Jugendliche. Rowohlt-Taschenbuch, Reinbek bei Hamburg 1984

Auf der Silberlichtstraße des Mondes. Autogenes Training mit Märchen zum Entspannen und Träumen. Fischer-Taschenbuch, Frankfurt am Main 1985. (Zu diesem Buch gibt es auch eine Tonkassette und eine CD mit gleichem Titel.)

Du fühlst die Wunder nur in dir. Meditatives Tagebuch zum Entspannen, Besinnen und Träumen. Fischer-Taschenbuch, Frankfurt am Main 1989

Wege in der Wintersonne. Autogenes Training in Reiseimpressionen. Fischer-Taschenbuch, Frankfurt am Main 1993

Inseln der Ruhe. Ein neuer Weg zum Autogenen Training für Kinder und Erwachsene. Kösel, München 1994. (Zu diesem Buch gibt es auch eine Tonkassette mit gleichem Titel.)

Der Klang der Bilder. Phantasiereisen mit Klangschalen. Kösel, München 1996. (Zu diesem Buch gibt es auch eine Tonkassette und eine CD mit gleichem Titel.)

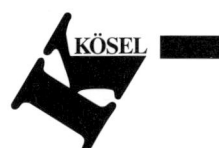

Reinhard Brunner
Hörst du die Stille?
Meditative Übungen mit Kindern
Mit Illustrationen von Brigitte Smith
111 Seiten. Gebunden

Meditation und Achtsamkeit stehen für eine entspannte und ruhige Haltung dem Leben gegenüber. In diesem Buch bietet Reinhard Brunner Übungen und Meditationen an, die zu einem bewußten, liebevollen und gelassenen Umgang mit sich und anderen anleiten. Sie sind für Kinder und Jugendliche im Alter von 5 bis 16 Jahren gedacht, die sie zusammen mit ihren Eltern oder in Gruppen praktizieren können.

Gerda und Rüdiger Maschwitz
Stille-Übungen mit Kindern
Ein Praxisbuch
207 Seiten. Gebunden

Mehr denn je brauchen Kinder heute die Stille, um bei der ständigen Reizüberflutung ihrer Sinne nicht völlig das Wesentliche im Leben zu übersehen. Dieses konkrete Handbuch des erfahrenen Autorenteams bietet praxiserprobte Anregungen für die Stille-Arbeit mit Kindern und Jugendlichen zwischen 4 und 14. Ziel dieser Übungen ist es, in den Kindern über Körper und Sinne, über Erlebnis und Tun Konzentration und Aufmerksamkeit zu wecken.

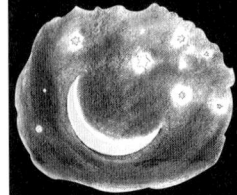

Die Tonkassetten zum Buch

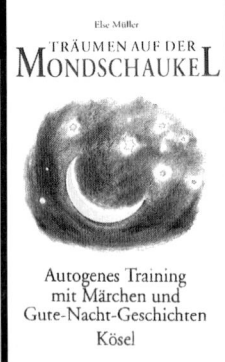

Else Müller

TRÄUMEN AUF DER
MONDSCHAUKEL

Autogenes Training
mit Märchen und
Gute-Nacht-Geschichten
Kösel

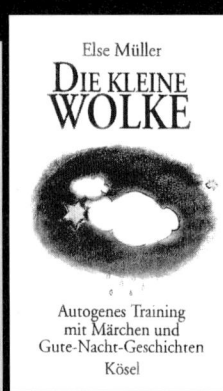

Else Müller

DIE KLEINE
WOLKE

Autogenes Training
mit Märchen und
Gute-Nacht-Geschichten
Kösel

Jede der beiden Tonkassetten enthält eine Auswahl an Märchen und Gute-Nacht-Geschichten aus dem beliebten Buch »Träumen auf der Mondschaukel«. In den Handlungsverlauf der Märchen sind Formeln und Übungen des Autogenen Trainings eingebunden. Die Geschichten werden von einem kurzen Klangspiel eingeleitet, danach liest Else Müller das Märchen vor. Zum Weiterträumen schließen sich meditative musikalische Miniaturen von Helmer Sauer an. Diese drei Elemente passen harmonisch zusammen und führen das Kind auf wunderbare Weise zu Ruhe, Entspannung und Erholung.

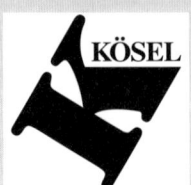

KÖSEL